KB134424

암 걱정 없이 살기 위한
50대가 꼭 알아야 할
건강 비법

암 걱정 없이 살기 위한
50대가 꼭 알아야 할
건강 비법

아보 도오루 지음 | 박인용 옮김

한언

차례

서장 생활 방식을 바로잡으면 질병은 반드시 낫는다

잘못된 생활 방식이 질병의 원인   011

고통스러운 증상은 치유 반응   015

무조건 줄인다고 좋은 것은 아니다   020

1장 모든 질병의 근원은 스트레스이다!

질병이 발생하는 메커니즘   029

스트레스가 모든 질병의 원인   035

어깨 결림은 질병의 시작   039

저체온은 만병의 근원   042

식사, 운동요법만으로 해결되지 않는 비만   048

심한 스트레스가 암의 방아쇠   052

교원병도 스트레스에서 벗어나는 것이 중요   058

당뇨병은 과로가 주요 원인   064

약의 장기 복용이 새로운 질병을 만들고 있다   070

2장 우리의 신체를 지배하는 위대한 자율신경

생명을 지배하고 있는 자율신경   083

교감신경과 부교감신경의 활동   088

덜 움직이는 생활 방식이 자율신경을 망친다   092

자율신경으로부터 치료법이 보인다   096

3장 50세부터의 면역 혁명

50세부터 시작되는 건강 걱정   105

베이비 붐 세대의 평균 수명은 더욱 늘어난다   108

노화가 곧 면역력 저하는 아니다   114

노화 방지 치료는 위험하다   121

50세부터야말로 근육 만들기가 중요하다   125

근육에서 발생한 열이 활력을 만든다   131

고령자이기 때문에 오히려 강하다   135

4장 약이 필요없는 스스로 치료법

잘못된 생활 방식을 바꾸면 질병은 낫는다　　　141

자연에 입각한 생활 방식이 핵심이다　　　148

건강 생활을 약속하는 운동의 가치　　　154

스스로 할 수 있는 컨디션 체크　　　160

암을 스스로 극복하다　　　169

감사하는 마음가짐이 질병을 치료하는 비결　　　178

5장 자연의 리듬과 함께 살아간다

자연과 풍토에 어울리는 생활 방식과 치료　　　185

자율신경은 자연과 더불어 살아가고 있다　　　196

노래와 춤이 있는 일상생활　　　202

자연의 섭리에 바탕을 둔 생활 방식　　　207

끝맺는 말　　　213

생활 방식을 바로잡으면
질병은 반드시 낫는다

현대인은 잘못된 생활 방식, 즉

생활에 무리가 있든지, 지나치게 게으르게 생활한다든지의

이유로 질병에 걸립니다.

잘못된 생활 방식이
질병의 원인

질병의 원인은 평소의 생활 속에 있다

병원에 가서 증상을 말하면, 대부분의 의사는 "언제부터 상태가 나빴습니까?"라고 몸의 상태에 대한 경과를 묻습니다. 병에 걸리기 전의 생활 변화나 이상은 그다지 신경을 쓰지 않는 것 같습니다. 그러나 저는 다릅니다. 예컨대 이런 식으로 묻습니다.

"병에 걸리기 전에 뭔가 중요한 일이 없었습니까?"
"무리하지 않았습니까?"
"평소 생활에서 바뀐 점이 없습니까?"

현대인의 질병은 이 같은 질문을 하지 않으면 참된 치유는 불가능하다고 생각합니다. 잘못된 생활 방식, 즉 생활에 무리가 있든지, 지나치게 게으르게 생활하고 있든지 하는 이유로 질병에 걸리기 때문입니다.

이렇게 말하면 고지혈증, 고혈압, 당뇨병 등의 성인병에 관련된 의료일 것이라고 생각할지 모르지만, 지금 일본의 후생노동성(한국의 보건복지부)이 대책을 세우기 위해 부심하고 있는 성인병에 관한 이야기는 아닙니다. 현대인의 질병이 발병하는 구조로 미루어 생각하면 암도, 나라가 지정하는 교원병이나 궤양성 대장염 등의 난치병도 대부분 무리한 생활이 원인입니다.

교원병 교원병은 바이러스나 세균의 감염이 되었을 때 나타나며 발열 등의 증세를 보이지만 혈액에 병원체가 발견되지는 않는다. 원인은 열, 관절통, 발진 등을 일으키는 알레르기이며, 흔히 류머티즘염, 류머티즘상관절염, 피부근염 등 소아과 · 내과 · 피부과 종류의 질환으로 불린다. 항생물질로 치료가 어려운 반면, 부신피질 스테로이드나 호르몬이 일정한 효과를 나타내기도 한다.

인간의 신체를 좀 더 신뢰하자

현대의학은 확실히 놀라운 진보를 이루고 있습니다. 그러나 암의 진정한 치유는 50%는 고사하고 30%도 되지 않을 것입니다. 또한 파킨슨병 등의 난치병은 처음부터 치유를 단념하고 치료합니다. 생명의 위기로 직접 연결되는 난치병이나, 그렇게까지는 아니더라도 일상생활에 지장을 주는 병명을 들은 환자들의 기분이 고통스럽다는 것을 알지만, 저는 인간의 신체를 좀 더 신뢰하자고 말씀드리고 싶습니다.

신체에 갖추어져 있는 조절 기능, 방어 기능은 이루 말할 수 없이 정교하며 불가사의한 힘을 간직하고 있습니다. 의학적으로 말하면 질병이나 건강을 증상으로만 보는 것이 아니라, 신체 전체를 통해 보는 의료입니다. 즉 통합 의료 혹은 전인적 의료라고 일컬어지는 것으로 신체 전체를 파악하는 의학입니다.

저는 그 열쇠는 자율신경에 있다고 생각하고, 왜 병에 걸리는지를 연구하고 있습니다. 그래서 나온 연구 결과가 잘못된 생활 방식이 질병의 원인이 되고 있다는 것입니다. 자율신경은 마음가짐을 포함한 일상생활의 모든 것을 빠짐없이 반영하고 있습니다. 그것을 판단 기준으로 하여 질병을 연구하면 현대인이 지닌 대부분의 질병이 왜 발병하였는지 그 메커니즘이 밝혀집니다.

약에 의존하지 않고 생활 방식을 바로잡는다

생각해 보십시오. 낫지도 않는데 일생 동안 약을 먹으라는 이야기를 의사가 한다면 이상하지 않겠습니까. 인간의 신체는 아무도 만들 수 없는 보물입니다. 그런 훌륭한 신체를 가지고 있으면서 약으로 어떻게 해볼까 생각하는 것은 어리석은 일입니다. 병에 걸리기 전에 어떤 잘못된 생활을 해 온 것임에 틀림없습니다. 그것을 개선하지 않는 한 약을 먹어도 병은 낫지 않습니다.

오히려 저는 지금의 증상에 따라 약을 처방하는 치료법(대증 요법)을 중단하고 잘못된 생활 방식을 개선하는 것이 올바른 치유에 가까워지리라고 생각합니다. 그렇다고 해도, 목숨에 별다른 지장이 있다는 진단을 듣지 않는 한 생활 방식을 고치기란 어려울 것입니다. 가족의 생활이나 자기 자신의 미래를 생각하면 무리가 아니라고 생각합니다. 그러나 신체에 이상을 느꼈을 때는 약에 의존하지 말고 생활 방식을 바로잡을 좋은 기회라고 생각하면서 지금까지의 생활을 반성하고 개선할 수밖에 없습니다. 그것이 질병을 치료하는 기본자세이며 건강을 유지하는 비결입니다.

목숨이 얼마 남지 않았다는 선고에도 불구하고 암에서 회복한 사람들의 다수가 그런 사례입니다. 게다가 암에 걸려 다행이었다는 심경을 이야기합니다. 저는 이 책에서 그런 예에 해당하는 이야기들을 자율신경을 중심으로 써 나가고자 합니다.

고통스러운 증상은
치유 반응

스스로 치료하고자 하는 신체의 반응

'열', '통증', '종기' 등의 불쾌한 증상은 신체를 무너뜨리는 나쁜 것이라고 생각합니까? 그것은 오해입니다. 설사, 구토, 피곤함 등까지 포함하여 이들 불쾌한 증상은 몸이 스스로 치료하고자 하는 치유 반응입니다.

감기에 걸려 열이 있을 때는 따뜻하게 하고 잠을 자라는 얘기를 합니다만, 열이 있을 때는 수분을 충분히 섭취하고 휴식을 취하는 것만으로 충분합니다. 감기 바이러스는 열에 약하기 때문에 신체가 그것을 알고 체온을 올려 열로써 바이러스를 쫓아내려고 열이 나는 것입니다. 오한도 열을 빨리 올리기 위한 신체의 반응이며, 콧물이나 설사도 체내의 바이러스를 쫓아내는 반응입니다.

그러나 해열제를 사용하면 방어에 필요한 열을 얻을 수 없기 때문에 감기는 낫기 어려워집니다. 치료를 위한 치유 반응을 중단시키고 있기 때문입니다.

무릎이나 허리 등의 통증, 종기를 멈추는 소염 진통제는 습포제나 도포제 등으로 사용되고 있으나, 그것 또한 신체가 치료하고자 하는 반응을 멈추어 증상을 억제하고 있을 따름입니다.

'열', '통증', '종기'는 혈관을 열고 혈류를 늘려 상처 입은 환부를 치료할 때 나타나는 증상인데, 그때 분비되는 것이 프로스타글란딘(prostaglandin) 입니다. 프로스타글란딘은 혈관을 열고 혈류를 증가시키는 작용을 하는데, 이때 몸이 통증을 느끼는 것입니다.

통증이 심할 때는 열이 나기도 합니다. 혈류가 늘어나 신체가 타오르고 있는 상태가 되는 것이죠. 그 증상이야말로 신체에 갖추어진 치유 반응으로, 환부에 혈류를 보내 치유하고자 하는 것입니다. 이러한 고통스러운 증상을 통해 몸은 스스로 질병을 치유하고자 합니다. 생물이라면 아주 자연스러운 현상입니다.

증상을 억제하는 대증요법으로는 치유할 수 없다

그런데 현대의학은 최근 수십 년 동안 병의 증상을 약으로 철저하게 제거하는 방향으로 진보해 왔습니다. 이것은 바이러스나 세균 등의 감염증을 항생물질 등의 약으로 치유하고자 한 서양의학의 발달사에서 비롯된 것이죠. 약으로 치료하는 방법은 뚜렷한 효과를 보였으므로 꾸준히 그 행보를 지속하게 되었던 것입니다.

그러나 성인병이라 일컬어지고 있는 현대의 만성병은 바이러스나 세균에 의한 감염증과 달리 일본에서 생활습관병이라 부르고 있는 것처럼 생활 방식에 그 원인이 있습니다. 그러므로 증상을 억제할 뿐인 대증요법으로는 치유할 수 없는 것이 자명할 것입니다. 또한 감염증이라 하더라도 일상생활을 무리 없이 보내고 있는 사람은 감염되더라도 발병하지 않는 경우가 있듯, 감염증도 일단 증상의 원인을 없애면 질병에서 벗어날 수 있습니다.

약으로 질병을 치료하기 어려워지고 있다

신체 전체를 조절하여 방어하고 있는 생체 시스템의 작용을 볼 때, 분명 발증 원인이 분명치 않는 난치병을 포함하여 현대인의 만성병은 잘못된 생활 방식에서 발병하고 있다고 봅니다.

불쾌한 증상을 철저하게 억누르는 약이 개발되고, 그것들을 복용하면 일시적으로 증상이 멈추기 때문에 환자들은 나았다고 생각할지 모르지만, 몸이 스스로 치료할 환경이 제어되어 결과적으로 질병의 근본적인 치료가 어려워집니다.

물론 참기 어려운 고통을 감소시키고, 40도를 넘는 고열, 혹은 급성 질환이나 사고 때문에 생긴 상처에는 구급약의 역할이 대단히 크며, 잠시 사용하면 대증요법도 훌륭한 방법일 수 있습니다.

그러나 완만하게 지속되는 불쾌한 증상을 약의 힘을 빌려 장

기적으로 억제하는 대증요법은 만성병을 치료하기 어려워 난치병
으로 만들어 버릴 가능성이 있습니다.

소염 진통제는 목숨을 빼앗고 있다

여러분은 어깨결림, 요통, 무릎 통증, 치통 등에 습포제나 도
포제로서 시판되고 있는 소염 진통제를 자주 사용하지 않습니까?
통증은 혈류가 나빠져 있을 때 몸이 스스로 그것을 치료하고자 프
로스타글란딘을 분비하여 혈관을 열고 혈류를 촉진하고 있기 때
문에 발생하는 증상입니다.

그런데 소염 진통제는 그 프로스타글란딘의 생산을 억제해
버리고 나아가 혈류 장애를 악화시킵니다. 소염 진통제를 사용하
면 통증은 확실히 가라앉습니다. 그러나 약의 사용을 중지하는
순간 몸은 혈류를 촉진하는 작용을 재개하기 때문에 다시 통증이
생기며, 약을 사용하지 않으면 안 되는 악순환이 되풀이되는 것
입니다.

이 상태가 1, 2주일 정도라면 별 문제가 없습니다. 그러나 1개
월, 6개월 계속되면 약은 피부에 흡수되어 반드시 온몸에 돌게 됩
니다. 이럴 경우 몸속의 혈관이 닫혀 혈류가 억제되므로 혈압이
높아지고 밤에 잠을 잘 수 없게 됩니다. 소염 진통제를 지속적으
로 복용하던 환자 가운데 고혈압이나 불면증 증상이 나타났다면
위험 신호라고 생각하고 사용을 중지해야겠다는 자기 판단을 내
려야 합니다.

예컨대 익숙지 않은 육체노동, 스포츠 혹은 에어로빅 등으로 무리를 하면 근육 피로를 일으킵니다. 회복할 때 혈류를 늘려 염증이 발생하기 때문에 통증을 느끼게 되지만, 소염 진통제는 그 혈류를 멈추므로 나을 기회를 빼앗기게 되는 것입니다. 극단적으로 말하면, 소염 진통제는 혈류를 멈추고 있기 때문에 목숨을 앗아 가고 있는 것과 같다고 생각해도 좋을 것입니다.

무조건 줄인다고
좋은 것은 아니다

약 80%의 사람이 과로에서 오는 스트레스가 원인

고혈압이나 콜레스테롤치가 높은 것은 몸이 스스로 치료하는 반응은 아니지만, 일상생활의 방식에 따라 신체가 자연스레 반응해, 필요하기 때문에 수치를 높이고 있는 것입니다.

인간의 신체는 35억 년에 걸쳐 진화해 온 산물이기 때문에 분별없는 잘못된 판단을 범하지 않습니다. 근육의 사용 방법에서부터 정신 상태에 이르기까지 몸 주위의 온갖 정보를 수집하여 인간의 의사와는 관계없이 조절하고 수치를 높이고 있습니다. 인류는 이만큼 뛰어난 정보 처리 능력을 가진 컴퓨터를 아직 만들지 못합니다. 인간이 로봇을 만들어도 겉모습만 닮았을 뿐 몸 안의 정보 처리능력까지는 흉내 내지 못합니다.

식사나 운동 부족이 원인이라고들 하지만, 그것만은 아닙니다. 365일의 생활 태도 하나하나에 관계가 있습니다. 그런데도 불구하고 대부분의 의사는 식사와 운동에 관해 주의를 촉구하면서도 가장 중요한 것에 관해서는 언급하지 않습니다.

신체가 필요로 하고 있기 때문에 혈압이 높아진다

고혈압 환자의 약 80%는 과로에서 오는 스트레스가 원인이 되어 혈압과 콜레스테롤이 높아집니다. 혈압이 높아지면 신체가 긴장하여 몸속에서는 쉬지 못하고 계속 활동하게 됩니다. 말하자면 활동하고 있는 신체를 뒷받침하려고 혈압을 높이고 있는 것입니다. 이때 혈압 강하제로 혈압을 낮추려고 하면 신체가 필요로 하고 있는 혈압을 강제로 내리게 되는 결과를 낳습니다. 사실 고혈압 환자의 경우 혈압이 높아지지 않으면 말초신경까지 혈액이 도달하지 않아 필요에 의해 혈압이 높아지는 것인데 말입니다. 대부분의 고혈압 환자는 서너 종류의 약을 복용하고 있습니다. 하지만 약이 효력이 있을 때 환자는 정작 혈류 장애로 고통을 받게 되는 것입니다.

콜레스테롤을 함부로 낮추면 안 된다

약의 소비량이 가장 많은 것은 혈압 강하제, 다음으로 많은 것이 콜레스테롤 강하제입니다. 그런데 콜레스테롤 수치도 높아질 필요가 있기 때문에 높아진다는 것을 알아야 합니다.

콜레스테롤의 수치가 높아지면 동맥경화를 부르고, 심근경색이나 뇌경색의 방아쇠가 된다고 하지만, 콜레스테롤은 세포 구성의 주성분이며 남성호르몬과 여성호르몬, 부신피질 호르몬을 만드는 데 빼놓을 수 없는 중요한 물질입니다. 콜레스테롤이 높은 것은 무리한 생활에 대응하는 신체의 반응입니다. 그러므로 왕성하게 활동하는 사람이 함부로 콜레스테롤을 내리는 것은 위험합니다.

혈중 콜레스테롤 수치가 높아지는 것은 스트레스에 대해 몸이 자연스럽게 반응하는 것이기 때문에, 생활에 무리가 없는지를 돌아보고 스트레스의 원인을 발견하여 개선하는 일이 우선되어야 합니다. 그렇게 하지 않고 약으로 강제로 낮추려고 하면 몸이 망가질 수 있습니다.

약학에서는 콜레스테롤 강하제를 처방한 환자에게 전신 권태감, 전신 또는 국소의 근육통 증상, 탈력감이 나타나면 '가로무늬근 융해증'일 가능성이 있으므로 약의 복용을 즉각 중지하고 담당 의사에게 연락하도록 되어 있습니다. 콜레스테롤은 근육의 근세포막 성분이므로 부족하면 세포 유지가 불가능하기 때문에 근육이 녹는 것입니다.

1개월 정도면 큰 문제가 없으나 활동적인 사람이 1년 또는 2년 동안 계속 복용하여 콜레스테롤을 낮추면 이런 부작용의 위험성이 높아진다고 생각하는 것이 좋습니다.

콜레스테롤을 억제하면 신체가 부실해진다

저는 30대의 후쿠다 미노루(福田實)가 쓴 《나는 약으로 죽는다》(겐토샤(幻冬舍))라는 고발서를 읽고 그의 담당 의사는 이런 부작용을 알지 못했던 것이 아닐까 생각했습니다.

후쿠다는 3, 4시간만 자고 일에 몰두하는 사원이었습니다. 그러나 의사는 문진할 때 그의 생활 패턴에 대해 묻지 않고, 1년 반 정도 콜레스테롤 강하제인 베자톨(Bezatol)과 메발로틴(mevalotin)을 계속 처방했습니다. 후쿠다의 생활은 이전과 같았으므로 부작용이 급격하게 나타났습니다. 근육이 어느 순간 융해하여 힘을 쓰지 못하게 되자 휠체어 신세를 지게 되었습니다. 복근도 없어 스스로 소변조차 볼 수 없게 된 상태가 된 것입니다. 콜레스테롤이 부족하여 근육이 재생되지 않기 때문에 신체를 유지할 수 없게 된 것이죠.

콜레스테롤 강하제는 보통 젊을 때는 먹지 않지만, 남보다 갑절 건강하게 생활하는 사람이었으므로 먹기 시작했을 것입니다. 회사에서 건강진단을 했을 때 총 콜레스테롤 257mg/dL, 중성지방 651mg/dL라는 수치가 나오자 병원으로 달려간 것이 결국 이런 결과를 낳은 것입니다.

콜레스테롤 수치가 많이 나온 것은 물론 운동과 식생활과도 관련이 있으나, 맹렬하게 일하는 신체를 유지하기 위해 콜레스테롤과 중성지방이 동원되고 있기 때문에 근본 원인은 일하는 방식에 있습니다. 그것을 개선하는 것이 가장 우선해야 할 치료인 것입니다. 몸은 예전 방식대로 일하고 있는데 약으로 콜레스테롤을 억제하는 방식으로는 결국 무리입니다.

또한 통상적인 기준치라 하더라도 나이에 따라 변화하게 마련이므로 그것도 고려하지 않으면 안 됩니다. 20대와 60대 환자에게 같은 기준치를 적용하는 것은 적절치 못합니다. 현재 총 콜레스테롤은 150~220mg/dL가 기준치 내라고 하지만, 다음의 표를 참조해 보십시오. 300mg/dL 정도 혹은 그 이상의 값이 나오면 신체를 보호하고 있다고 생각하면 됩니다. 신체는 실수를 하지 않습니다.

총 콜레스테롤 기준치(mg/dL)

나이	남성	여성
19	113~197	120~203
29	133~244	130~229
39	146~270	141~245
49	158~276	152~268
59	156~276	169~294
69	158~274	171~297
70+	151~270	167~288

*5th and 95th percentiles not ideal ranges for white men and women; data are too fragmentary to ascertain whether these values apply to other groups.
SOURCE: *The Lipid Research Clinics Population Studies Data Book, Vol. 1. The Prevalence Study, NIH Publication No. 80-1529, Bethesda, National Institutes of Health, July 1980.

왜 병이 되었는지 생각하는 것이 중요

후쿠다의 사례는 신체에 갖추어져 있는 조절 기능과 방어 기능을 무시하고 사람의 힘으로 그 활동을 억누른 결과입니다. 저는 이 예를 경고로 받아들여 신체의 다양한 반응을 다시 고려해야 한다고 생각합니다.

콜레스테롤 수치도 고통스러운 증상도 신체가 자연환경이나 생활 방식에 반응하여 생명을 유지하고자 활동하고 있는 현상입니다. 염려가 되겠지만, 일방적으로 나쁘기만 한 것은 아닙니다. 그 판단은 나무를 보고 숲을 보지 못하는 것에 비유할 수 있습니다.

사람 몸의 생명 유지 기능은 35억 년에 걸쳐 진화해 얻은 아주 정묘한 메커니즘을 가지고 있습니다. 바꾸어 말하면 신체의 메커니즘은 작은 우주, 자연 그 자체입니다. 자연의 섭리와 같이 사람의 신체는 눈에는 보이지 않는 곳까지 여러 가지 활동이 서로 어우러져 생명을 유지하고 있습니다. 그러므로 불쾌한 증상이나 기준치 내에 들지 않는 검사치를 일방적으로 나쁜 것이라고 단정할 것이 아니라 그때까지의 생활 방식을 바로잡고 왜 그렇게 되었는지를 생각하여 치료해야 합니다.

현재와 같이 강력한 효과를 보이는 약을 처방하는 대증요법을 1년 이상 계속하면 질병은 오히려 더 낫기 어려워집니다. 개중에는 평생 동안 약을 먹도록 하는 의료도 있지만, 나중에 다른 질병이 겹침에 따라 먹어야 하는 약의 종류가 점점 증가하는 바람에 신체에 갖추어져 있는 방어 기능과 조절 기능을 파탄시킬 가능성이 있습니다. 만성병 환자들은 대부분 느낄 것입니다.

저는 급성 질환이나 사고 등의 구급 의료에 임하고 있는 현대 의학의 역할이 크다고 인정하지만, 만성병에 대해서는 신체에 갖추어져 있는 방어 계통과 조절 계통을 무시하고 있으므로 지금의 의료로는 치유를 기대할 수 없다고 생각합니다. 몸 전체를 살피는 의료가 필요한 것입니다.

1장

모든 질병의 근원은
스트레스이다!

낮에는 신체를 움직이고

밤에는 숙면을 취하는 생활리듬이 중요합니다.

그 리듬이 흐트러질 때 병이 생기는 것입니다.

질병이 발생하는
메커니즘

자율신경에서 질병의 수수께끼를 푼다

감염증이나 교통사고 등의 부상을 제외하고 현대의학은 암이나 난치병, 성인병을 확실하게 치료하지 못하고 있습니다. 그 메커니즘도 알려져 있지 않은 것이 현실입니다. 그래서 자연 치유력에 주목하고 있지만, 방어 시스템의 60%를 차지하는 과립구는 면역방법을 사용하지 않고 이물질과 싸우고 있으므로, 모든 병을 과립구의 방식으로 치료할 수는 없습니다. 그렇다고 림프구의 면역방법이 더 낫다는 이야기가 아닙니다. 방어 시스템의 기본은 과립구와 림프구의 협력 작업이기 때문입니다.

감기때문에 발생하는 콧물은 림프구가 바이러스와 싸우기 때문에 내는, 분비를 수반하는 카타르성 염증입니다. 그것이 낫게 되면 젤리 모양이나 끈적끈적한 누런색 콧물로 바뀝니다. 이것은 과립구가 이물질을 처리하여 화농성 염증으로 바뀐 결과입니다.

이 과립구와 림프구를 지배하고 있는 것이 자율신경입니다. 게다가 자율신경은 거의 모든 장기의 작용을 조절하고 있습니다. 따라서 몸속의 이상에서 생기는 질병은 자율신경을 빼면 그 메커니즘을 알 수 없습니다. 자율신경을 기본으로 생각하면 원인을 알 수 없는 질병의 수수께끼도 풀립니다. 그 근거가 되고 있는 의학적 이유는 저의 면역학 연구에서 가까스로 결론에 이른, 자율신경이 백혈구를 지배하고 있다는 법칙입니다.

그것으로부터 생각하면 질병의 발생 메커니즘은 크게 나누어 두 가지입니다. 하나는 교감신경의 긴장 상태, 또 다른 하나는 부교감신경이 지나치게 작용하는 상태입니다.

교감신경의 긴장 상태가 질병을 일으킨다

하나는 교감신경이 긴장 상태가 되고 과립구가 지나치게 늘어나 조직 파괴·점막 파괴를 일으키는 질병입니다. 과립구는 세균과 싸워 화농성 염증을 일으키지만, 거의 세균이 없는 곳에 모여들면 활성산소로서 조직을 파괴하게 됩니다. 과립구는 세균이 침입해 오면 늘어나는 것이 정상이라고 생각하겠지만, 사실 과로를 하거나 정신적인 스트레스를 받으면 교감신경이 긴장하고 그 자극에 의해 과립구가 증가하는 것입니다. 세균의 침입이 아니라 교감신경을 긴장 상태로 만드는 스트레스에 의해 과립구가 증가하는 것이 문제입니다.

과립구가 신체에 들어온 유해한 이물질을 잡아먹는 작용은 신체에 좋은 것이지만, 스트레스가 있어 과립구가 늘어나고 그다지 세균이 없는데도 과잉 반응해 자기 자신의 세포를 공격해 버리는 것은 큰 문제입니다.

점막을 파괴하는 병은 치조농루, 위궤양, 십이지장궤양, 크론병(Crohn's Disease), 치질 등이 있습니다. 위궤양의 원인은 헬리코박터 파일로리(Helicobacter pylori) 균설이 가장 유력한데, 파일로리균은 50세 즈음부터 항상 존재하는 균(常在菌)이기 때문에 그것이 주된 원인이라고는 생각되지 않습니다.

스트레스가 아주 강한 경우에는 균이 거의 없을 듯한 부위에서도 과립구가 염증이나 고름을 만드는 병을 일으킵니다. 그것이 골수염, 췌장농양(pancreatic abscess), 난소낭종 등입니다.

생활 패턴 속에 증상의 원인이 있다

지금 이들 병으로 괴로워하고 있는 사람, 과거에 경험했던 사람은 증상이 나타나기 전의 생활을 되돌아보기 바랍니다. 무리한 일을 하고 있었거나 정신적인 고민에 오랫동안 휩싸여 있었을 것입니다. 그것을 고치지 않고 약을 계속 먹는다고 해서 병은 치유되지 않습니다.

1개월 정도는 증상을 가볍게 하기 위해 약을 먹는 것이 좋을 것입니다. 그러나 1년이나 2년 계속 복용하면 질병을 치료하기 어려워집니다. 우선 밤낮을 가리지 않고 일하는 생활을 바꾸거나 고민을 해소하는 방책을 찾는 것이 올바른 치유로 이어집니다.

그리고 교감신경의 긴장 상태는 혈류 장애를 야기합니다. 교감신경은 혈관을 따라 뻗어 있으며, 긴장 상태가 되면 혈관을 수축시키기 때문입니다. 이것은 혈압이 높아지는 요인입니다. 이 상태가 계속돼 만성이 된 것이 고혈압입니다.

불면증도 교감신경 긴장 상태가 초래하는 증상입니다. 본래는 밤이 되면 부교감신경이 활동하고 몸이 휴식 상태가 되어 잠드는 것이지만, 밤이 돼도 몸이 활동 상태를 유지하는 바람에 교감신경이 긴장 상태에 놓여 잠을 잘 수 없는 것입니다.

지나치게 편안한 것도 질병의 원인이 된다

고도 성장기에 들어오기 전까지는 교감신경의 긴장 상태가 대부분 질병의 원인이었습니다. 그렇지만 극히 안락한 생활을 하면서 부교감신경이 너무 활발하게 활동하는 바람에 얻는 질병도 문제입니다. 부교감신경이 활발하면 면역력은 높아지겠지만, 그것이 지나치게 이루어지면 이물질에 대해 과잉 반응을 해 알레르기 질환을 일으킵니다. 아토피성 피부염, 기관지 천식, 화분증 등이 부교감신경이 지나치게 작용할 때 일어나는 병입니다.

앞서 부교감신경을 자극하는 프로스타글란딘 등의 물질은 혈관을 열고 빨갛게 곪거나 발열과 통증을 수반하며 항원(이물질)을 흘려보냄으로써 치유하고 있다고 말했는데, 알레르기 반응은 그것이 과민하게 반응하고 있는 것입니다. 고통스러운 증상이지만,

염증 그 자체는 나쁘지 않습니다. 염증은 항원(이물)을 배설하려는 반응입니다. 그렇게 원인을 찾지 않으면 잘못된 치료를 받아 낫기 어려워지게 됩니다.

그 밖에 혈관이 너무 열리는 바람에 일어나는 혈압 저하와, 저체온이 야기하는 여러 가지 증상이 있습니다. 지금 늘어나고 있는 만성피로증후군이라는 불가사의한 질병도 그 가운데 하나입니다. 쉬 피로해져 바로 눕게 되면 서서히 근력이 쇠퇴하고 차츰 일어나 움직이지 않게 되며 근육으로부터 열도 나오지 않아 저체온이 됩니다. 마침내 중력에 반대되는 방향으로 몸을 일으키는 것조차 어려워집니다. 근력의 저하는 자세의 악화로도 이어집니다. 신체를 단련시키지 않고 지나치게 움직이지 않는 생활 방식이 얼마나 위험한지 알아야 합니다.

만성피로증후군　원인이 확실치 않으나 바이러스 감염 때문이라고 추정되는 감기나 몸살 기운을 말한다. 혹시 피로를 느끼게 하는 다른 질병이 있는지 먼저 확인하는 것이 좋다. 보통 스트레스, 우울증, 불안장애 등과 같은 정신적 문제가 몸에 이상을 가져왔거나, 당뇨병, 갑상선질환, 만성호흡기질환, 빈혈, 결핵, 간염, 신장질환(腎臟疾患)이나 암 등에 의해서도 만성적 피로감을 느낄 수 있는데, 이와 같은 질환이 없다면 만성피로증후군으로 보아야 한다.

자기 나름의 생활 리듬을 확립할 것

여기서 주의해야 할 것은 교감신경 긴장 상태와 과잉된 부교감신경의 활동은 대부분 신체의 정상 반응이라는 점입니다. 어느 것이나 신체 상태를 조정하기 위해 작용하고 있는 것입니다.

살아가다 보면 갑작스러운 불행과 마주치거나 때로는 인간관계가 원만하지 않아 괴로울 때도 있습니다. 그럴 때 교감신경은 긴장 상태가 됩니다. 또는 현대 사회에서는 그다지 신체를 움직이지 않더라도 일상생활을 할 수 있습니다. 그러면 부교감신경이 주로 활동하게 됩니다. 그 상태가 1, 2년 정도 계속되면 신체가 부자연스러운 생활에 견디지 못하게 돼 파탄하는 것입니다. 그것이 질병입니다.

신체의 자연스러운 반응이라고 하더라도 한계가 있습니다. 어디까지 무리가 생기는지 자기 나름의 한계를 파악하고 어느 쪽에 편중되고 있는지를 판단함으로써 수정해 가면서 살아가는 것이 건강을 유지하는 비결입니다.

이상적인 것을 말하면 자율신경의 지표가 되는 백혈구의 비율(분획)로 이야기할 경우 과립구 60%, 림프구 35% 정도를 약간 오가고 있는 것이 좋다고 생각합니다. 때로는 밤늦게까지 자지 않거나 늦도록 일을 하는 상황에 몰입하는 경우도 있을 것이지만, 장기간에 걸쳐 계속하지 않으면 괜찮다는 말입니다.

열심히 일하고 여유롭게 휴식하는 그런 자신만의 생활 리듬을 확립하고 있으면 염려할 필요는 없습니다. 그 신체 감각을 반드시 몸에 적응시키도록 하십시오.

스 트 레 스 가
모 든 질 병 의 원 인

스트레스는 왜 신체에 나쁠까?

의사들은 한결같이 "스트레스는 몸에 나쁩니다."라고 말합니다. 관계없다고 간단히 부정하는 의사는 없을 것입니다. 그러나 스트레스가 어떤 메커니즘으로 신체에 나쁜 영향을 초래하는지, 어떻게 하여 면역 활동을 저하시키는지 등의 의문을 정확하게 설명해 주는 의사는 거의 없지요. 그것은 질병이 스트레스와 관계하는 메커니즘을 알지 못하기 때문입니다. 그래서 스트레스를 대수롭지 않게 보고 있습니다.

그런데 스트레스는 그렇게 간단한 것은 아닙니다. 의사는 약을 처방하지만, 약으로는 치료되지 않습니다. 그것은 의사의 진단 기준에 자율신경으로부터 증상을 보는 눈이 없기 때문이라고 생각합니다. 특히 자율신경이 백혈구를 지배하고 있다는 관계는 전혀 감안하지 못하고 있습니다.

그러나 본인의 '백혈구의 자율신경 지배 법칙'을 토대로 현대인의 질병을 보면, 약 80%의 질병은 교감신경 긴장 상태, 즉 넓은 의미에서의 스트레스에서 발생하고 있습니다.

교감신경이 긴장하면 백혈구 속의 과립구가 순식간에 늘어납니다. 상처를 입거나 하면 과립구는 두세 시간 만에 보통 때의 두 배로 늘어납니다. 염증을 일으키거나 했을 때는 백혈구 전체의 90%를 차지하는 증식 능력을 가집니다. 그러나 과립구는 생명이 짧아 2, 3일 만에 죽어 버립니다. 세균과 싸워 역할이 끝나면 활성산소를 방출하면서 죽는 것입니다. 그 흔적이 염증입니다.

스트레스 때문에 교감신경이 활발하게 움직인다

외부에서 침입해 온 세균이나 상처를 입은 곳에 과립구가 출동하는 것은 신체 방어 시스템의 정상적인 활동이지만, 세균 등이 없어도 과립구가 급격하게 늘어날 수 있습니다. 과로나 근심 등으로 스트레스가 쌓이는 경우입니다. 스트레스가 있기만 하더라도 교감신경이 긴장 상태가 되어 과립구가 늘어납니다.

과립구가 지나치게 늘어나면 항상 존재하는 균과 싸워 화농성 염증을 일으킵니다. 또는 세균이 없는 곳으로 몰려들면 조직을 활성산소로 파괴합니다. 대부분의 점막 장애와 조직 장애의 질병은 이러한 과립구 때문입니다. 점막 파괴를 일으켜 염증이 되는 질병은 앞에서 이야기한 것처럼 치조농루, 위궤양, 궤양성 대장염, 치질 등입니다. 조직을 파괴하는 질병은 급성 췌장염, 급성 신장염, 돌발성 난청 등입니다.

일반적으로는 교감신경이 긴장하더라도 그 가운데 부교감신경이 작용하고 조절해 균형을 되찾지만, 스트레스를 강하게 받거나 심하지 않아도 오랜 기간에 걸쳐 스트레스가 지속되면, 교감신경의 긴장이 고정되고 부교감신경의 작용이 억제돼 버리는 것입니다.

그렇게 되면 면역 기능을 담당하고 있는 림프구가 적어지고 과립구가 폭주하여 활성산소를 다량으로 발생시킵니다. 그러므로 여기에 열거한 질병은 스트레스를 해소하면 치유될 수 있습니다. 고통스러운 증상이 나타나겠지만 약에 의존하기보다 자신의 생활을 되돌아보고 스트레스의 원인을 발견하여 그것으로부터 탈피하는 것이 가장 좋은 치료 방법입니다.

활성산소를 무조건 나쁜 것이라고 치부하고 과잉해 반응할 필요는 없습니다. 활성산소를 지나치게 줄이면 세균 처리가 잘되지 않는 전구 증상이 나타납니다. 중요한 것은 교감신경과 부교감신경의 균형입니다. 한마디로 말하면, 낮에는 신체를 움직이고, 밤에는 숙면을 취하는 생활 리듬이 중요합니다. 그 리듬이 흐트러질 때 병이 생기는 것입니다.

스트레스가 없는 생활도 문제다

교감신경 긴장 상태가 계속되면 병이 되므로, 편안하고 느긋하게 사는 것이 좋지 않을까 생각할 수도 있겠으나, 인간의 신체는 그처럼 단순하지는 않습니다. 앞에서도 이야기했듯이 지나치게 긴장이 풀어지면 건강에 해롭습니다. 보통 사람은 스트레스라고 생각지 않는 사건이 생기더라도, 평소에 스트레스가 없는 생활을 해 오던 사람은 그것을 스트레스라고 받아들이므로 즉시 교감신경이 긴장하여 과립구가 많아지기 때문입니다.

스트레스도 사람마다 다양합니다. 같은 스트레스라도 그것을 느끼는 사람과 느끼지 않는 사람이 있습니다. 감수성이 예민한 사람, 식생활 등이 불규칙한 사람은 스트레스를 받기 쉬운 신체가 되어 있습니다. 밤늦게까지 자지 않아 식사가 불규칙하게 되어 있는 사람과, 일찍 자고 일찍 일어나 규칙적으로 식사를 하고 있는 사람 중 스트레스를 받더라도 피해를 입는 쪽은 어디인지 말하지 않아도 분명할 것입니다.

수만 년에 걸쳐 인간이 몸에 익혀 온 생활 리듬은 아주 편리하게 되어 있지만, 지키지 않으면 안 되는 것이 자연의 섭리입니다. 생활 리듬이 규칙적이면 하루 정도 밤늦게 자고 늦잠을 자거나 술을 마시거나 일을 더 많이 하더라도 특별히 문제는 없습니다. 그러한 심신의 기능을 파악하고, 본능적으로 신체를 조절하고 있는 본부가 자율신경입니다.

어깨 결림은
질병의 시작

어깨 결림은 교감신경 긴장 상태를 알리는 신호

어깨 결림을 가볍게 생각지는 않는지요? "어깨 결림으로 죽은 사람은 없다"는 의사가 있을 텐데, 자율신경에서 보면 어깨 결림은 교감신경 긴장 상태를 알리는 신호입니다.

심하게 무리하여 근육 피로를 일으키는 바람에 혈류 장애가 되었고, 혈류를 증가하여 회복시키고자 하기 때문에 통증을 동반하는 것입니다. 최근에는 컴퓨터를 장시간 보고 있는 바람에 어깨 결림을 호소하는 사람이 많습니다. 컴퓨터 앞에서 주로 일하는 사람은 1시간 간격으로 10분 정도 쉬는 것이 현명합니다.

가볍게 생각하고 약국에서 판매되는 습포제(소염 진통제)로 통증을 가라앉히려는 사람이 많을지 모르겠으나, 습포제는 혈류를 멈추어 통증을 억제할 따름이므로 일시적인 대중요법입니다.

1개월 이상 습포제를 사용하는 상태라면 지금 바로 사용을 중지하십시오. 장기적으로 사용하고 있다는 것은 혈류를 멈추어 통증이 억제되고 있을 뿐, 근육이 피로에서 회복되지 않았다는 증거입니다.

어깨결림의 통증은 불쾌하지만, 이 증상은 근육 피로가 회복될 때의 치유 반응이라고 생각하고 신체를 편히 쉬게 하면 곧 낫습니다. 몸을 따뜻하게 해주고 체조를 하는 등의 노력도 덧붙이면 좋을 것입니다.

소염 진통제도 질병을 일으킨다

그러나 고작 어깨 결림인데라고 생각하여 소염 진통제를 사용하면서 계속 무리를 하고 있으면 다음에는 요통을 초래합니다. 자율신경의 반응은 온몸에서 일어나기 때문입니다. 어깨 결림, 요통이 더욱 심해지면 그 다음에는 고혈압, 불면, 쉬 피로해짐, 당뇨병 등이 발생합니다.

그렇게 되면 이제 본격적인 질병입니다. 그러므로 어깨 결림을 질병의 징조라고 받아들이고, 가볍게 보지 말아야 합니다. 근육통의 소염 진통제가 매일같이 텔레비전의 광고로 방송되고 있습니다만, 하루 이틀은 몰라도 오랜 기간 지속적으로 사용하는 것은 질병을 불러일으키게 됩니다.

'어깨 결림은 질병의 시작'입니다. 고혈압도 두통이나 어깨결림이 치료되지 않는 단계부터 시작됩니다. 어깨 결림을 가볍게 보고 넘겨서는 안 됩니다. 만성병의 발생을 알리는 신호일 가능성이 매우 높기 때문입니다.

저 체 온 은
만 병 의 근 원

항온 동물에게 체온은 생명이다

아침에 일어나 보니 몸이 차가워져 있었다는 말은 죽음을 의미합니다. 사람은 보통 체온이 없어진 몸으로 죽음을 확인하곤 합니다. 의학적으로는 뇌사나 심장 정지가 죽음의 판정 기준이지만, 일반 사람들은 흔히 체온이 저하하여 '신체가 차가워'지면 죽었다고 판단합니다. 생명과 체온은 이만큼 떼려야 뗄 수 없는 관계에 있지만, 살아 있는 동안에는 일부러 의식하지 않더라도 체온이 거의 일정하게 유지되고 있으므로 많은 사람이 별로 신경을 쓰지 않는 것 같습니다.

사실 체온을 일정하게 유지한다는 것은 바다 속에서 상륙하여 추위와 더위에 관계없이 활동하는 항온동물이 진화를 위해 갖춘 것으로 살아가는 데 없어서는 안 되는 요건입니다. 진화는 생물이 환경의 큰 변화에 적응하여 살아 나가기 위해 갖춘 능력입니다. 그러므로 그것이 없으면 죽음으로 이어지는 것입니다.

그렇기 때문에 체온이 떨어진다는 것은 질병인 셈입니다. 체온이 높아도, 낮아도 병입니다. 더구나 저체온이 더욱 진행되면 활동이 순간적으로 정지되어 죽음에 이르게 됩니다. 그리고 체온이 떨어져서 죽음이 가까워지거나 치유되는 중간상태에서 질병에 걸렸다고 말합니다.

어느 쪽에 치우쳐도 저체온이 된다

이 체온을 조절하고 있는 것 또한 자율신경입니다. 교감신경이 어느 정도 자극되고 있는 상태는 혈류의 순환이 좋으며, 영양과 산소가 세포 구석구석까지 이르러 발열을 촉진하고 있습니다. 예컨대 평소에 근육을 사용하고 있으면 발열을 일으켜 저체온이 되지 않습니다. 그러나 밤늦게까지 일을 하거나 무리한 생활을 하고 있으면 교감신경의 긴장 상태가 계속되어 혈관이 수축되므로 혈류에 장애가 일어나거나 체온도 내려가 버립니다. 그렇다고 해서 편안한 생활을 하는 것이 무조건 좋은 것은 아닙니다. 부교감신경에 극단적으로 편중된 생활은 근육을 사용하는 활동을 하지 않는 것이므로 체온은 내려갑니다. 혈관도 지나치게 확장되어 혈액의 흐름이 나빠집니다. 교감신경과 부교감신경 어느 쪽이나 지나치게 편중되면 저체온이 됩니다. 중요한 것은 적절한 활동과 휴식의 균형입니다.

인간 몸속의 온도는 거의 37.2도를 유지하고 있습니다. 이것은 심부 체온이라 하여 뇌나 내장 등이 있는 몸속 깊은 곳의 온도입니다. 외기에 접촉되는 체표는 그보다 낮아 겨드랑이에서 측정하는 체온(액와 체온)은 36.2~7도입니다.

체온을 유지하려면 에너지가 필요합니다. 혈액을 통하여 그 조절을 하고 있는 것이 자율신경입니다. 기본적으로 에너지를 소비할 때는 교감신경이, 에너지를 축적할 때는 부교감신경이 활동합니다. 일을 하거나 운동을 하거나 고민이 있을 때는 심장의 움직임이 빨라집니다. 혈압을 내리고 혈류를 증가시켜 대량의 산소를 온몸으로 보내 발열을 촉진하고 있기 때문입니다. 그 역할을 담당하고 있는 것이 교감신경입니다.

그와는 반대로 심장을 느긋하게 움직여 신체를 풀어 주고 에너지를 축적하고 있는 것이 부교감신경의 기능입니다. 부교감신경의 지표인 림프구가 30%를 밑돌 때는 교감신경 우위의 부분에서 36.0도 이하의 저체온으로 들어가고, 비율이 더욱 낮아지면 체온은 더욱 낮아집니다. 그 반대로 림프구가 50%를 넘을 때도 역시 36.0도 이하로 내려가기 시작하는 저체온이 됩니다. 림프구가 더 증가하면 체온은 서서히 낮아집니다.

근육이 열을 내면 체온을 유지할 수 있다

사람이 일상적으로 하는 활동은 에너지를 소비 · 축적하는 대사 에너지의 시스템에 의해 지탱되고 있습니다. 체온은 그 활동 상태를 반영합니다.

일상생활로 보면 우리들은 별다른 노력을 하지 않아도 서서 걸어 다니거나 여러 가지 활동을 하면서 많은 에너지를 소비하고 있습니다. 중력을 거슬러 서 있을 수 있는 것은 에너지를 연소시켜 체온을 높이고 있기 때문입니다.

바다 속에 있으면 물의 부력이 있으므로 체온이 그다지 높아지지 않더라도 활동할 수 있지만, 육지에 올라왔을 때는 중력을 거슬러 활동하지 않으면 안 되었으므로 물고기보다 체온이 높아졌을 것이라고 생각됩니다. 그와 마찬가지로 생각하면 공중을 나는 새는 당연히 사람들보다 체온이 높습니다. 실제로 참새는 43도, 닭은 40도입니다.

체온 유지를 위해서는 근육이 열을 내야 합니다. 그러므로 근육을 사용하지 않고 두면 저체온이 됩니다. 저체온이 되면 필요한 대사를 얻을 수 없으므로 중력에 거슬러 서 있을 수 없게 됩니다. 그래서 쉬 피로해지고 조금만 움직여도 쓰러집니다.

요즈음 만성피로증후군이라는 불가사의한 질병이 늘어나고 있는데, 환자는 저체온에 근육을 사용하지 않는 악순환을 겪고 있습니다. 쉬 피로해지기 때문에 쓰러집니다. 그렇게 되면 근력이 저하하기 때문에 점점 더 서거나 걸어 다닐 수 없게 되는 악순환이 계속됩니다. 만성피로증후군은 심한 스트레스 때문에 절망하여 아무것도 할 기분이 들지 않는 생활 태도에서 시작되지만,

그 때문에 근력 저하는 심해지고 저체온이 되어 결국 중력을 이길 힘이 없어집니다.

저체온을 문제 삼지 않는 서양의학

체온이란 것이 이처럼 살아가는 데 필수적인 요인임에도 불구하고 서양의학은 저체온을 별로 문제시하지 않습니다. 그러나 암, 교원병, 알레르기, 위궤양 등의 환자들은 모두 체온이 낮으며, 저체온이 발병의 한 요인이 돼 있습니다. 병이라고 이름 붙은 모든 질병이 저체온 때문이라고 해도 좋을 것입니다.

현재의 서양의학이 저체온 문제에 주목하지 않는 이유는 자율신경에만 초점을 맞추고 증상을 보려 하지 않기 때문이라고 생각합니다. 이렇듯 자율신경은 백혈구뿐만 아니라 체온까지 조절하고 있습니다.

냉기는 만병의 근원

동양의학에서는 냉기, 즉 저체온을 아직 병이 아닌 단계(未病)라 하여 질병과 건강의 경계에 있다고 파악, 건강을 해칠 수 있는 중요한 증상으로서 진료 기준으로 삼고 있습니다. 그렇기 때문에 몸이 차가우면 질병이 되며, 신체를 따뜻하게 하면 병은 낫고 건강이 유지될 수 있다는 생각으로 치료를 하고 있습니다.

물론 맞는 말이지만 사람들의 일상생활에 입각한 분석이 빠져 있다는 생각이 듭니다. 간혹 나누어 치료하고 있는 의사가 있을지 모르지만, 저체온의 원인은 자율신경에서 보면 극단적인 생활태도에 있습니다.

앞에서 언급하였듯이 교감신경이 긴장한 상태라도, 부교감신경이 너무 활발히 활동해도 체온은 내려갑니다. 그렇다면 당연히 환자에게 하는 조언도 그에 맞춰야 합니다. 막연히 냉하다고 할 것이 아니라 자율신경에서 원인을 진단하면 구체적인 일상생활에 대한 조언을 할 수 있습니다.

식사, 운동요법만으로
해결되지 않는 비만

우선 비만의 원인을 해소하자

성인병의 예방과 치료에 반드시 언급되는 것이 비만 대책입니다. 비만한 사람은 중성지방이나 콜레스테롤의 수치가 높아서 당뇨병, 고지혈증, 고혈압, 통풍, 심장병, 간질환 등 모든 성인병이 비만만 해소되면 낫는다고 생각하기 때문입니다. 그런 사람에게 식사 제한과 운동을 권하고 있지만, 왜 비만하게 되는지를 생각해 보지는 않습니다. 그것이 표면으로 드러나는 증상으로 판단하여 치료하는 대증요법의 맹점입니다.

확실히 성인병 환자 중에는 식사 제한을 하지 않으면 안 될 정도로 비만인 사람이 있습니다. 그러나 대부분의 환자들은 약간 비만이어서 식사 요법보다는 비만의 원인을 해소하는 편이 낫다고 생각합니다. 그렇지 않으면 비만에서 파생하는 질병 예방과 치료가 별 효과가 없기 때문입니다.

뚱뚱한 사람은 스트레스를 겪고 있는 경우가 많다

말할 필요도 없이 비만의 원인은 과식입니다. 그렇다면 왜 과식하게 되는 것일까요? 단지 배고픔을 없애기 위해 먹는 것은 과식이 아닙니다. 혈압과 콜레스테롤은 자율신경이 심신의 상태에 맞게 조절되고 있으나, 과식·과음을 하는 것도 심신에 어떤 이유가 있기 때문입니다. 그 원인은 다름 아닌 스트레스입니다. 스트레스를 해소하기 위해 먹는 것입니다. 식사를 하면 소화기관이 활동을 시작합니다. 그것은 부교감신경이 활동을 시작했다는 증거입니다. 그런데 스트레스가 있는 사람은 교감신경이 긴장 상태에 있으므로 부교감신경이 활동을 못하여 알지 못하는 사이에 먹음으로써 스트레스를 해소하고자 하는 것입니다.

우리들은 회사나 가정, 친구관계에 스트레스가 있으면 문제를 해결하기 어렵기 때문에 먹음으로써 잊고자 합니다. 그것이 가장 손쉬운 해소법이기 때문입니다. 휴식이나 수면과 더불어 먹는 것도 부교감신경의 작용이므로 먹으면 교감신경의 긴장 상태가 완화됩니다. 그러나 먹는 것으로만 계속 스트레스를 해소하다 보면 과식이 지속되어 뚱뚱해집니다.

그러므로 뚱뚱한 사람은 꼭 스트레스를 안고 있습니다. 언제나 흥분 상태에 있으므로 몸이 교감신경에 치우쳐 활동하고 있는 것입니다. 그런 사람은 대사가 높아져 있는 데다 자신의 비만한 신체를 유지하지 않으면 안 되므로 굉장한 양을 게걸스럽게 빠른 속도로 먹습니다.

그렇기 때문에 뚱뚱한 것은 스트레스에서 시작되고 있다는 것을 이해하지 않으면 해결되지 않습니다. 비만을 먹는 양을 조절하는 것만으로 해결하려는 것은 무리한 이야기입니다. 식사를 제한하면 괴로워질 따름입니다. 스트레스를 해결하지 않고 식사만을 제한하면 자율신경의 균형은 교감신경에 기울어진 그대로이므로 아무리 시간이 흘러도 휴식의 컨디션으로 돌아오지 않습니다. 거기다 배가 고프면 초조해지기까지 합니다. 마침내 컨디션이 나빠지고 진짜 병이 됩니다.

자율신경의 균형을 유지하기 위해 과식을 한다

심한 스트레스로 먹지 못하게 되는 고지혈증인 사람이 간혹 있지만, 보통은 먹음으로써 스트레스를 해소하여 균형을 취하고 있습니다. 결국 스트레스의 원인이 되고 있는 일을 줄이거나 고민을 해결하지 않는 한 체중은 줄어들지 않습니다.

자신의 생활 방식에 무리가 있다, 사고방식에 무리가 있다고 생각하고 생활을 개선한다면 과하게 먹지 않아도 편안해집니다. 예컨대 먹는 양을 줄여서 감량하더라도, 스트레스가 그대로 남아 있으면 교감신경이 긴장 상태이기 때문에 자율신경은 균형을 유지하고자 합니다. 이렇게 되면 부교감신경 반사가 일어나 오히려 초조해지고 다시 먹게 되므로 원래대로 뚱뚱해집니다.

식사 제한의 극단적인 예로 절식 요법이 있습니다. 개중에는 감량에 성공하는 사람도 있으나, 실패하는 사람이 많을 것으로 생각합니다. 스트레스를 완전히 해결하지 않으면 초초함이 쌓이고, 결국은 먹게 되기 때문입니다.

식욕이 왕성해 과식하는 것이 아니라 스트레스에 의한 교감신경 긴장 상태를 완화 상태로 이끄는 부교감신경의 작용을 촉진하기 위해 과식하고 있는 것입니다. 그것도 무의식중에 과식을 하므로 식욕 탓을 하기 쉽지만, 그것은 오해입니다. 자율신경의 조절 작용으로 부교감신경이 자연스레 작용하여 먹도록 부추기는 것입니다.

심한 스트레스가
암의 방아쇠

암 환자의 80% 이상에게 심한 스트레스가 있었다

암의 원인은 담배나 자외선, 생선 등의 단백질이 탄 것, 배기가스 등 외적 요인에 의해 자극을 받아 유전자에 이상이 발생하기 때문이라고 생각돼 왔습니다. 식생활이나 생활환경에 관계가 있다는 외적 요인설에 따라 보건복지부는 일단 성인병의 하나로 분류하고 있으나, 마음의 작용, 정신 문제까지는 고려하지 않습니다. 성인병이라고 하는 이상 마음의 문제를 제외하는 것은 공평하지 않습니다.

아무리 치료하여도 암이 치료되지 않는 사람이 많습니다. 1981년 이후 암은 사망 원인의 가장 큰 비율을 차지하고 있습니다. 사망 원인으로 보면 3명 가운데 1명이 암으로 죽고 있습니다.

10만 명에 대한 암 사망자의 수도 감소하지 않습니다. 외적 요인 설로 해결되지 않는 것은 아닐까요?

좋은 예가 담배입니다. 흡연자 가운데 폐암 환자가 많다고 하지만, 흡연율이 내려가도 폐암은 증가하고 있습니다. 또 암 환자의 이야기를 들어 보면, 식생활이나 생활환경에 나쁜 영향을 끼칠 정도의 발암물질을 먹고 있다고 얘기하는 경우는 없었습니다.

그보다도 암이 발생한 환자 10명 가운데 8, 9명에게 과거 심한 스트레스가 있었다는 공통점에 주목하였습니다. 스트레스는 강한 교감신경 긴장 상태입니다. 환자들은 매일 밤늦게까지 일을 하였다, 친구와 논쟁을 했는데 해결이 되지 않아 불편한 관계가 되었다, 또는 자녀가 사망하여 깊은 슬픔에서 헤어나지 못했다, 부부 간에 불화가 있어 고민이다 등의 이유로 심한 스트레스를 받은 적이 있었고 받고 있었습니다.

매일 100만 개의 암세포가 생기고 있다

본인이 주장하는 '백혈구의 자율신경 지배의 법칙'에서 보면 이런 스트레스가 발암의 근원지가 되는 것입니다. 교감신경이 긴장하면 백혈구의 과립구가 증가하여 시소 관계가 되어 있는 림프구는 감소합니다. 즉 면역 작용이 억제됩니다. 인간의 몸속에서는 매일 100만 개의 암세포가 생기고 있는데 암이 발생하지 않는 것은 림프구의 방어 기능(면역)이 작용하고 있기 때문입니다. 보통 과립구 60%, 림프구 35% 정도로 분포하지만, 통상 암 환자의 림프구는 30% 정도 면역 억제 상태를 유지하고 있습니다.

면역의 기본은 자기와 자기가 아닌 것을 구분하는 방어 기능이라고 해왔습니다. 그래서 암세포 등 몸속의 이상과 면역 관계가 분명해지지 않았던 것이지만, 진화한 지 오래된 림프구, NK(내추럴 킬러)세포, 가슴샘외분화 T세포(NKT세포) 등을 연구하면 면역은 밖에서 들어온 이물질(외래 항원)을 구분하기보다, 몸속을 확인하고 그 안에 이상이 있을 때 작용하는 기능이 기본으로 갖추어져 진화한 것으로 알려졌습니다.

그러므로 매일 100만 개의 암세포가 생긴다 하더라도 참깨 낱알 1개에 해당하는 정도의 크기이며, 암세포가 생겨도 무리하지 않고 밤에 숙면을 취하면 부교감신경의 활동으로 림프구가 증가하여 암세포를 공격하므로 암에 걸리지 않고 살아가는 것입니다.

스트레스가 일으키는 발암 메커니즘

그러나 몸과 마음에 스트레스가 있으면 언제나 흥분 상태이기 때문에 밤에는 잠들지 않고 안색이 점점 나빠지며 수척해집니다. 교감신경이 긴장 상태에 있기 때문입니다. 과립구가 늘어나고 림프구의 방어 기능도 억제됩니다. 과도하게 증가한 과립구는 2일 정도 만에 죽어 버립니다. 그때 과립구가 방출하는 활성산소가 발암을 촉진하는 것입니다. 과립구는 교감신경의 지배하에 있는데, 본래 생물이 바다 속에서 육지로 올라 와서 활발하게 활동하게 된 만큼 접촉이 많아지는 세균 등의 이물질에 대비하여 진화한 방어망입니다. 그러므로 과립구는 상처를 입거나 세균이 침입한 장소에 달려가 염증을 일으켜 치료하는 역할을 합니다.

　그러나 자율신경은 지나치게 활동하거나 마음에 고민이 있어 생기는 스트레스에도 강하게 반응하여 교감신경을 긴장 상태로 만들고 과립구를 증가시킵니다. 원래 상처가 나거나 세균 등이 침입했을 때 방어하는 역할을 해야 하지만, 스트레스가 있으면 제 역할을 하지 못합니다. 그렇게 되면 과립구는 조직의 재생이 특별히 활발한 장과 위, 폐 등 장기의 상피세포나 젖샘 등의 샘세포를 공격합니다. 그러한 기관은 세포의 분열이 왕성하기 때문에, 노폐물도 나오고 균이 반드시 서식하고 있기 때문입니다. 하지만 보통 때라면 과립구가 출동해야 할 만큼 위험에 처한 상황은 아닙니다. 그 때문에 정상 세포가 과립구의 활성산소에 노출되어 조직이 파괴되고, 파괴된 조직을 되살리기 위해 세포분열을 촉진시킵니다. 교감신경의 자극에 의해 지나치게 증식이 강요되면 과립구가 방출하는 활성산소의 산화 작용으로 증식 관련 유전자에 이상이 생깁니다. 즉 무분별하게 세포 증식이 이루어져 조절이 되지 않는 암 유전자로 바뀌어 암이 발생하는 것입니다.

　이것이 본인이 주장하는 발암의 메커니즘입니다. 특별히 처음부터 악성 유전자가 있었던 것은 아닙니다. 또는 발암물질을 오랜 세월 동안 섭취해 자극하였기 때문도 아닙니다. 원인은 스트레스입니다.

백혈구의 신진대사가 지나치게 빨라지면 백혈병으로

우리들의 신체는 성인이 되면 얼핏 완성된 것처럼 보이지만, 항상 신진대사로 인해 교체되고 있습니다. 교체가 일어나지 않는 것은 뇌의 세포 정도로, 뇌세포는 한번 만들어지면 평생 갑니다. 그러나 다른 것은 보통 사멸하고 또 새로 교체되곤 합니다.

그 중에서 가장 빨리 교체되는 것이 백혈구입니다. 다음이 장입니다. 장은 여러 가지를 먹고 배설하느라 바쁩니다. 간도 그렇습니다. 1개월이면 간은 원래의 세포가 모두 교체되어 있습니다.

이 반복된 과정을 빠르게 만드는 것이 교감신경의 긴장 상태입니다. 즉 심신을 혹사시키면 그 반복 과정을 한층 빠르게 하려고 하기 때문입니다. 그것이 극한까지 이르렀을 때 암이 발생합니다. 그 대표적인 예가 백혈병입니다. 요즈음 배우나 가수에게 백혈병이 많이 발생하는데, 모두 서서 일을 하며 강한 빛을 받고 있습니다. 강렬한 조명을 받으면 교감신경이 긴장 상태에 들어서는데 눈으로 들어온 자극은 교감신경을 긴장시킵니다. 그렇기 때문에 무대에 서 있는 것만으로 심한 스트레스가 됩니다. 게다가 스케줄이 꽉 짜여 있으면 계속 서서 일하기 때문에 중력을 거스르는 상태가 계속되고 강한 조명도 계속 받게 되므로 교감신경의 긴장은 극한에 다다르게 됩니다.

그런 생활 방식은 신체 전체의 신진대사도 빠르게 하지만, 그것을 지키기 위한 백혈구의 신진대사도 빨라져 맹렬하게 자극하기 때문에 암이 발생합니다. 그것이 백혈병입니다. 악성 림프종의 발생도 가혹한 생활 방식과 관계가 있습니다. 다발성 골수종도 마찬가지입니다.

위나 장, 피부 등의 세포가 활성산소에 의해 파괴되어 대사의 회전이 이상하게 빨라지면 이른바 암이 됩니다. 기본적으로 무리한 생활을 하면 신진대사의 회전을 심하게 자극하게 됩니다. 악성종양도 예외가 아닙니다.

물론 스트레스가 있다고 하여 암이 즉시 발생하지는 않습니다. 교감신경의 긴장이 계속되어도 한동안은 재생력을 최대한 가동시켜 버팁니다. 만약 긴장이 계속되어 한계에 가까워졌다고 생각되면 심신의 스트레스 원인을 발견하여 해결하십시오.

이제까지 '스트레스는 암을 악화시킨다', '스트레스는 암을 일으키는 요인의 하나이다'라고 많은 의사들이 지적해 왔습니다. 그러나 스트레스가 암의 원인이라고는 판정하지는 않았습니다. 자율신경과 백혈구의 관계를 연구하지 않았기 때문일 것입니다. 그래서 본인은 자율신경이 백혈구를 지배하고 있다는 '백혈구의 자율신경 지배의 법칙'으로부터 이 발암의 메커니즘을 해명했습니다.

최근의 우리들 연구 성과인 '스트레스와 저체온의 관계'도 암의 메커니즘과 관계되어 있습니다. 저체온에 의해 혈류가 부족해지면 조직이 재생하기 어려워질 수 있기 때문입니다.

교원병도 스트레스에서
벗어나는 것이 중요

교원병은 면역 과잉이 아니라 면역 억제 상태

교원병은 난치병으로 지정되어 있으며, 치유하기 곤란한 질병으로 알려져 있습니다. 증상은 여러 가지로서 전신성 교원병에서부터 어떤 특정 장기나 조직이 공격 대상이 되는 교원병도 있으며, 50가지 정도의 병명이 있습니다. 만성 관절 류머티즘, 전신성 홍반성 낭창systemic lupus eryhte-matosus(SLE), 시외그렌 증후군 Sjogren syndrome(눈물샘과 침샘의 분비 저하로 나타나는 외분비샘의 만성 염증-옮긴이 주), 베체트병, 갑상선 기능 항진증, 중증 근무력증, 피부 경화증 등입니다.

지금까지 발병 원인을 알 수 없었습니다. 원인을 모른 채 병을 치료할 수 없다고 생각하겠지만, 현대의학은 증상을 완화하거나 억제하는 대증요법을 여러 가지 질병에 적용하고 있습니다.

교원병도 그 하나입니다. 그런데 병의 성격을 잘못 파악하고 있습니다. 그 병은 면역성이 지나치게 강해 자기가 자신을 공격하고 있다고 생각되고 있습니다. 그러나 환자의 혈액을 조사하면 백혈구의 비율(분획)은 과립구가 증가하고 림프구가 감소하고 있습니다. 어떤 류머티즘 환자의 관절액을 조사하였더니 그 백혈구의 98%가 과립구였습니다.

면역 반응이 과도하게 활동하고 있는 것이 아니라 면역 억제 상태인 것입니다. 병의 성격을 전혀 정반대로 파악하고 있는 것이죠. 이것은 일반인뿐만 아니라 의사도 알아 두어야 할 병의 성격입니다.

스스로 작용하는 치유 기능

교원병에서는 면역 기능의 자기 항체가 나옵니다. 밖으로부터 들어오는 이물질(항원) 때문이 아니라 자기 자신 가운데 이상이 된 세포를 접착 분자(항체)로 처리하고 있는 것입니다. 이러한 작용은 조직 파괴처럼 몸에 심한 스트레스가 가해질 때에나 생길 수 있는 생체 반응입니다. 밖에서 들어오는 항원에 대응할 새로운 면역계로서 가슴샘외분화 T세포 등의 오래된 면역계가 활동을 시작하는 것입니다. 말하자면 극한 상태에 다다르면 자기 속에 이상이 있을 때 작용하는 면역의 기본자세로 돌아가 방어 체제를 배치하고 있습니다.

그러나 림프구는 감소하기 때문에 면역 반응이 과잉되어 있지는 않습니다. 관절이 부어 걸을 수 없는 통증이 생기겠지만 인간의 신체에서 일어나는 생체 반응은 결코 자기 자신을 파괴하기 위해 일어나고 있는 것은 아니라고 봅니다.

교원병 환자를 진찰하다 보면 발병하기 전에 감기 등의 바이러스에 감염되어 있는 경우가 많았습니다. 처음엔 바이러스와 림프구의 싸움으로 시작하지만 스트레스가 겹치면 혈류 장애가 일어나 과립구가 증가하고, 조직 파괴를 일으키는 것입니다. 그러면 자기 몸의 이상 신호에 대응하는 오래된 면역계가 작용하기 시작하여 파괴된 조직을 즉시 복구해 나갑니다. 그때 혈류가 증가하여 발열 등의 반응이 동반됩니다. 근육의 통증이나 발열은 혈류를 증가하여 치유시키고 있다고 앞에서도 말했는데, 마찬가지로 신체 안에 가지고 있는 치유력이 스스로 작용하는 것입니다.

자기 항체는 자기 자신의 세포를 감시하고 있다가 이상이 있으면 달려갑니다. 환자에게는 매우 고통스러운 증상이지만 그것은 치유 반응입니다. 판단하기 어렵겠지만 견디는 것이 좋습니다. 온몸에서 염증을 적극적으로 일으켜 조직이 복구되기를 기다리는 방법이 참된 치료이기 때문입니다.

스테로이드의 장기 사용은 질병을 더 일으킨다

그러나 교원병은 면역성이 강화되어 생기는 질병이라고 보기 때문에 철저하게 면역을 억제하는 치료를 하고 있습니다. 하지만

이것은 완전히 반대되는 치료법입니다. 면역을 억제하면 진화한 새로운 면역계는 점점 더 억제되고 오래된 면역계가 원래 상태로 돌아가지 않고 조직을 더욱 공격하므로 염증이 멈추지 않습니다.

면역 억제제나 스테로이드를 사용하면 일시적으로 염증은 가라앉지만 치유가 되는 것은 결코 아닙니다. 약을 중지하면 재발하여 발열이나 심한 염증이 생깁니다. 그렇다고 약을 지속적으로 사용하면 증상을 억제하는 수준에서 유지될 뿐입니다.

스테로이드계 약물　염증이 나지 않도록 처방하는 약 중에서 스테로이드 요소를 가지고 있는 약물을 말한다. 우리 몸은 늘 필요한 만큼 일정 농도로 스테로이드를 만들어내고 사용하고 있다. 그런데 외부에서 자꾸 필요량 이상으로 스테로이드를 공급해주면, 우리 몸은 더 이상 스테로이드 호르몬을 만들 필요가 없다고 생각해 생산을 중단하고, 만드는 방법까지 잊게 된다. 따라서 약물 복용을 중지했을 때 우리 몸에 꼭 필요하기도 한 스테로이드가 없음으로 해서 문제되는 것이다. 류머티즘·천식 등의 특효약으로 현저한 효과를 나타내지만 반면에 부작용도 강하므로 사용할 때는 충분한 주의가 필요하다. 그러나 스테로이드계의 약을 오래 복용하면 심한 냉병, 불안, 불면 등여러 가지 몸에 무리한 상태를 불러옵니다. 그 결과 신체 중의 관절이 파괴되어 요통, 무릎 관절통이 일어나며 고혈압과 당뇨병 등 많은 질병을 일으킬 가능성이 높아집니다.

지금 젊은 의사들은 스테로이드의 위험성을 알지 못하는 것이 아닐까요? 스테로이드가 사용되기 시작한 1955년~65년대 의학계 상식으로는 스테로이드를 투여하더라도 가능한 대로 빨리 중지한다는 불문율이 있었습니다.

스테로이드 연구로 1950년에 노벨상을 수상한 켄들Edward Calvin Kendall(1886~1972) 박사도 "스테로이드는 중독성이 있으므로 치료에 사용한 경우 의사가 책임지고 중지하도록" 주의를 시켰습니다. 이 경고를 젊은 의사들도 알아 두어야 합니다.

발상을 완전히 바꾸어 스트레스에서 탈피

교원병은 면역 억제의 극한 상태에서 발생하기 때문에 우선 몸과 마음에 스트레스가 없는지 자신의 일상 생활을 되돌아보고 그것을 해결하기 위해 노력하는 것이 가장 우선되어야 할 치료법입니다. 면역이 과잉되게 반응하고 있는 것이 아니라는 것도 알고 있어야 합니다.

심각한 교원병을 웃음의 힘으로 치료한 미국의 저널리스트 노먼 커즌스Norman Cousins('Anatomy of an illness 웃음의 치유력' 저자)는 생활 방식 그 자체를 바꾸고 면역을 활성화시켜 병에서 회복되었습니다.

발상을 완전히 전환하여 커즌스처럼 '병을 웃음으로 바꾸어' 치료할 정도의 마음가짐을 가지고 스트레스에서 벗어나는 것이 필요합니다. 스테로이드를 반년 이상 사용하다가 중지하게 되면 1년 동안은 통증과 염증 발작을 되풀이하지만, 그런 증상은 조직을 복구하기 위한 생체 반응, 즉 치유 반응이라고 생각하고 극복

하십시오. 한방약이나 침구 요법 등 대체 의료를 하는 의사의 조
언을 받으면서 스테로이드를 중단하는 것도 한 가지 방법입니다.

당뇨병은
과로가 주요 원인

일본에서는 비만하여 당뇨병이 되는 사람은 오히려 적다

일본의 당뇨병 환자들 중에는 미국인들처럼 100kg, 150kg 되는 비만자는 별로 없습니다. 많은 당뇨병 환자는 비만이라 하더라도 약간 뚱뚱한 정도입니다. 이들은 식사로 스트레스를 해소하고자 하는 사람들인데, 그런 사람들이 미국인 당뇨병 환자와 같은 식사 제한과 운동으로 치유를 기대한다면 신체는 견디지 못합니다.

미국인의 당뇨병 원인은 비만이지만, 저는 일본인 당뇨병 환자의 다수는 과로하고 지나치게 분발하는 데서 오는 스트레스에 의해 발병하고 있다고 생각합니다. 즉 만성적인 교감신경 긴장 상태입니다.

흥분하면 혈당이 증가하고 인슐린의 분비가 줄어듭니다. 교감신경이 긴장하면 신경 전달 물질인 아드레날린 등을 분비하여 포도당의 생성이 촉진되어 혈당치가 상승하는 것입니다. 한편 교감신경이 긴장하면 시소 관계에 있는 부교감신경의 작용은 억제되므로, 배설·분비의 작용이 저하하고 인슐린 분비가 줄어들며 혈당 수치는 계속 상승합니다.

그러나 현대 의학은 인슐린 분비가 억제되는 증상만을 문제로 삼고, 혈당 수치가 올라가는 이유는 간과하고 있습니다. 그래서 당뇨병은 완치되지 않는 것입니다.

스트레스가 있으면 체온이 내려가고 혈당이 올라간다

먹음으로써 혈당이 올라가는 수치는 기껏해야 200 정도입니다. 400~500까지 올라가는 것은 스트레스 외 다른 이유가 없습니다.

다음 페이지의 그래프는 쥐를 쇠로 만든 망에 가두고 체온과 혈당을 조사한 데이터입니다. 스트레스가 가해지면 체온이 심하게 떨어지고 혈당의 수치가 올라갑니다. 이 그래프가 보여주듯이 이러한 증상이 교감신경 때문이라는 상식을 모르면 건강은 유지되지 않습니다. 스트레스는 다들 나쁘다고 생각하지만, 피로하거나 괴로울 정도의 기분만 느낄 뿐 그 심각성을 모르고 있는 것 같습니다.

결국 스트레스 때문에 체온은 하강하고 혈당치는 급히 올라갑

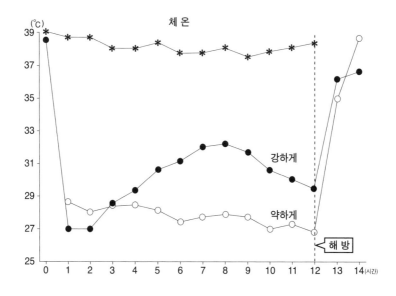

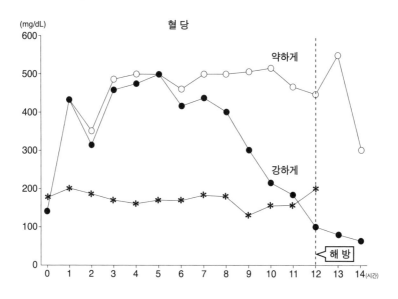

암 걱정 없이 살기 위한 50대가 꼭 알아야 할 건강 비법

니다. 신체에서는 나도 모르게 놀라운 변화가 일어나고 있는 것입니다. 특히 저체온이 되면 혈류 장애가 생겨 안색이 나빠지고, 말초의 혈류도 나빠집니다. 이렇게 되면 당뇨병 환자 중에는 다리를 절단하거나, 눈이 멀거나, 인공 투석을 받는 사람이 생깁니다.

연구자 중에는 식습관의 서구화를 문제 삼는 사람도 있으나 계란, 우유, 고기의 소비량은 최근 15년 이후 별로 늘지 않았습니다. 그렇기 때문에 당뇨병 환자가 무섭게 늘어나는 현상은 그것으로는 설명되지 않습니다.

확실히 40~50년 전에 비하면 계란, 우유, 고기 등의 소비량은 하늘과 땅만큼의 차이가 있습니다. 그러나 사람이 먹는 양은 정해져 있습니다. 그런데도 최근 15년 동안 성인병이라는 질병은 급상승하고 있는 것입니다.

무조건적인 식사량 제한은 위험하다

여러분 주위에 별로 뚱뚱하지 않은데도 당뇨병에 걸린 사람은 없습니까? 그런 사람은 대부분 과로가 원인이 된 당뇨병 환자입니다. 비만이라면 식사 제한과 운동이 좋지만, 비만이 아니라 바쁘게 일하고 있는 사람이 식사 제한과 운동 요법을 한다면 위험합니다.

활력원이 혈당이기 때문에 혈당 수치를 낮추는 것이 무조건 좋은 것만은 아닙니다. 거기에 위장을 비운 상태로 오래 가면 초조해져 화를 잘 내게 됩니다. 그 스트레스가 상승되어 교감신경이 더욱 긴장하고, 혈당 수치는 점점 더 올라갑니다. 몸은 혈당이 어느 정도까지 내려가면 자신의 힘으로 혈당을 올리려는 반응을 나타냅니다. 그렇기 때문에 식사 제한을 강하게 하면 오히려 혈당치가 높아지게 됩니다.

한편 비만인 당뇨병 환자는 먹고 운동을 하지 않아 생긴 것이므로 부교감신경이 활발하게 활동합니다. 그런 사람은 심하게 운동하면 바로 숨이 끊어집니다. 비만한 사람이 보통사람보다 계단을 올라갈 때 숨이 더 가빠지는 것과 같습니다.

통풍의 원인도 비만 한 가지만은 아니다

당뇨병과 비슷한 질병으로 통풍이 있습니다. 두 가지가 다 임금님 질병이라고 일컬어지고 있습니다. 특별히 음식을 잘 먹거나 비만이라서 걸리는 것은 아닙니다. 통풍도 긴장성 병으로, 교감신경이 긴장해 있습니다. 그래서 안색이 나쁘고 저체온이 되어 있기 때문에 융해 농도가 내려가 요산이 결정화합니다.

통풍도 당뇨병과 마찬가지로 먹고 운동하지 않아 비만인 사람, 그래서 부교감신경이 활동하여 편안한 생활을 하고 있는 사람에게 발생합니다. 그러한 사람은 극한에 도달하면 조금만 움직여도 숨이 끊어지게 됩니다. 스트레스를 받기 쉽고 자신의 신체를 주체하지 못합니다. 그렇게 되면 교감신경 긴장 상태로 돌입합니다.

그러므로 통풍도 당뇨병도 비만만으로는 발생 원인을 설명할 수가 없습니다. 많은 양의 식사와 운동부족으로 몸이 불면 자기 자신의 체중을 견디지 못하게 되어 심한 스트레스를 받는 것입니다. 즉 부교감신경이 활발했던 비만인 사람도 스트레스 때문에 결국 교감신경이 긴장하여 당뇨병이나 통풍을 일으키게 됩니다.

당뇨병의 원인도 스트레스=교감신경 긴장 상태

비만만으로 당뇨병을 일으키는 것은 아닙니다. 비만 때문에 몸이 서서히 불편해지면 병에 걸리는 것입니다. 비만해도 통풍에 걸리지 않는 사람이 주위에는 있습니다. 뚱뚱하면서도 매우 활동적인 사람이 있습니다. 고기를 많이 먹거나 술을 마신 후에 라면을 먹거나 해도 어느 정도까지는 건강합니다.

그것은 아직 근육이 발달한 상태라 심폐 기능이 충분하기 때문입니다. 대개는 아직 젊기 때문에 힘차게 살아가는 것입니다. 텔레비전의 음식 프로그램에 출연하는 뚱뚱한 탤런트가 있습니다. 그렇게 뚱뚱해도 당뇨병이나 통풍에는 아직 걸리지 않았으리라 생각합니다. 나이가 젊고 근육과 심폐 기능에 예비력이 있기 때문에 그런 상태로도 무언가를 열심히 할 수 있는 것이 아닐까요? 그러나 5년, 10년, 계속 건강을 유지할 수 있다고 생각되지는 않습니다. 결국 신체에 부담이 가해져 심장 박동이 강해지면 교감신경이 긴장 상태에 들어가 질병에 걸리게 됩니다.

약의 장기 복용이
새로운 질병을 만들고 있다

서양의학은 자율신경에 스트레스를 가한다

이제까지 대부분의 질병은 스트레스가 원인이라는 얘기를 하고, 그 메커니즘을 밝혀 왔습니다. 아직 정확하게 스트레스를 파악하는 방법은 없지만, 주의하지 않으면 안 되는 것이 약을 장기 복용하는 것입니다. 스트레스의 원인이 과로와 마음의 고민만은 아닙니다. 그 원인에는 여러 가지가 있습니다. 현재 처방되고 있는 서양 약은 100%라고 해도 좋을 정도로 교감신경을 긴장시켜 스트레스를 가중시키고 있습니다.

약은 통증이나 불쾌한 증상을 억제해 주므로 스트레스 같은 부정적인 느낌이 들지 않겠지만, 예컨대 통증을 멈추는 약을 장기 복용하고 있는 사람은 신체의 냉기가 느껴질 것입니다. 아니면 두통으로 괴로울 수도 있습니다. 그것은 통증을 멈추기 위해 교감신경을 자극하는 성분이 함유돼 있기 때문입니다. 그래서 교감신경이 긴장하고 혈관이 수축하여 혈류 장해를 일으키는 것입니다. 이러한 변화야말로 스트레스가 가져오는 증상과 다를 것이 없습니다.

자율신경은 생활환경이나 각각의 생활 방식에 대응하여 끊임없이 교감신경으로부터 부교감신경으로, 부교감신경으로부터 교감신경으로 움직이면서 컨디션을 조절하고 있습니다. 그러나 성인병이라는 만성병을 치료하기 위해 1, 2년 계속해 약을 복용하면 교감신경의 긴장 상태가 고정돼 버립니다. 근본적으로 말한다면, 스트레스에 의해 교감신경이 긴장 상태가 되어 증상이 나타나고 있는데, 약으로써 교감신경을 더욱 긴장시키는 요인을 상승시키기 때문에 질병이 낫기 어려워지는 것은 당연합니다.

또한 '백혈구의 자율신경 지배의 법칙'에서 말하면, 교감신경이 과도하게 긴장한 상태가 되어 백혈구 속의 과립구가 증가하고 림프구가 감소합니다. 림프구가 면역 활동의 중심이므로 면역력도 저하합니다. 물론 림프구가 증가하는 것이 좋다는 것은 아닙니다. 과립구와 림프구의 비율이 약 60% 대 35% 정도로 유지되고 있는 상태가 이른바 '면역력이 높은' 상태입니다. 이 균형이 무너졌을 때 면역력이 떨어져 암 발생이 촉진되는 것입니다.

약이 병을 만들고 있다

무릇 약은 질병을 치료하고 있는 것만은 아닙니다. 고통스러운 증상을 억제하는 대증요법이기 때문에 약에 의존해서는 낫지 않습니다. 앞에서 언급한 대로, 질병이 되었을 때 나타나는 불쾌한 증상은 고통스럽고 괴롭긴 하지만 나을 때의 치유 반응이므로 나쁘게 생각하고 억제한다면 병은 점점 더 악화됩니다. 이 고통스러운 과정을 견디어 내면 완치될 수 있습니다. 약간은 참을성을 가지고 약을 중단하고 치유 반응을 응원해 주면 좋을 것입니다. 약을 계속 먹으면 더욱 낫기 어렵게 되며, 그래서 더욱 약을 많이 먹게 되는 악순환이 되풀이됩니다.

지금 사람들이 가장 많이 먹고 있는 약은 고혈압 치료약입니다. 일본인 고혈압 환자의 90%는 '본태성 고혈압(pri-mary hypertension: 원인을 알 수 없는 고혈압 증상－편집자 주)' 환자로서 발생 원인이 밝혀지지 않았습니다. 그러나 자율신경을 중심으로 연구하면 무리해 일을 하거나 근심 때문에 생긴 스트레스가 원인임을 알 수 있습니다. 스스로의 힘으로 스트레스에서 탈피하려는 노력을 하지 않으면, 웬만한 혈압 강하제를 먹어도 낫지 않습니다. 약으로 혈압을 내리려고 하면 신체는 혈압을 내리려 하지 않고 반발합니다. 그러나 강력한 약에 혈압이 견디지 못하면 그 반응으로 맥박이 빨라집니다. 신체는 혈압을 내리려는 작용에 저항하고 있는 것입니다. 그러므로 혈압 강하제를 먹고 있는 사람은 맥박이 아주 빠릅니다. 원래의 스트레스에다 약에 의한 스트레스가 더해지고 있는 것입니다. 맥박이 빨라지면 밤에도 흥분돼 있는 상태이므로 잠을 잘 수 없게 되어 수면제를 먹게 됩니다. 게다가 빠른 맥박은 불안을 야기하기 때문에 항불안제가 처방에 덧붙여집니다. 이렇게 혈압약 이외의 약이 점점 늘어나게 되는 것입니다.

그 밖에 당뇨병에 걸리거나, 눈과 심장은 혈류 부족에 약하기 때문에 녹내장이나 신장병이 되는 사람이 많습니다. 신장은 레닌renin이라는 물질을 분비하여 혈압을 올리고 혈류를 좋게 하려고 합니다. 그런데 그것을 억제하려고 하면 신장이 나빠지고 신장의 혈류가 나빠지면 요독증에 걸리게 됩니다. 결국 약이 질병을 만들고 있는 것입니다. 이뇨제도 탈수를 일으켜 신장병을 악화시키는 결과를 가져옵니다.

심한 통증을 동반하는 급성 질환은 차치하더라도, 만성병은 약에 의존하지 않고 스스로 치료하는 용기를 가지지 않는 한 치료할 수 없습니다. 약을 먹는 대증요법을 반년 이상 지속하면 이전보다 악화됩니다. 신체의 컨디션이 좋아졌다면 아직 타협의 여지도 생각할 수 있지만, 대부분 약을 계속 먹는 사람은 계속 나빠지고 있습니다. 콜레스테롤이 높아져 있는 이유는 무리하게 생활하기 때문으로 활력 호르몬의 사용량이 많아지고 있는 것인데, 콜레스테롤을 낮추는 약을 먹으면 호르몬의 활력을 빼앗게 됩니다. 현재로서는 장기적으로 사용해도 좋은 서양 약은 거의 없다고 봐야 합니다.

또한 '소염 진통제'와 '스테로이드제' 모두 작용이 강하고 교감 신경을 긴장시켜 혈류 장애를 일으키며 과립구에 의해 조직이 파괴되는 '병을 만드는 약'의 대표격이라고 할 수 있습니다.

소염 진통제는 혈류를 억제하는 질병을 부른다

최근 환자 수가 계속 증가하며 치유 가능성이 보이지 않는 질병으로 요통과 무릎 관절통이 있습니다. 65세 이상의 고령자는 5명에 1명꼴로 요통으로 고통 받고 있다고 합니다. 그런데 의사들이 요통과 무릎 관절통에 대한 소염 진통제 처방에 전혀 의문을 가지지 않는 것 같습니다. 개중에는 약의 단기간 복용으로 완치되는 사람이 10명에 1명 또는 20명에 1명 정도 있을지 모르지만, 대부분 환자들의 증상은 가벼워져도 완치되는 경우는 없습니다. 오히려 요통 자체는 악화되고 있으며 막연하게 약을 계속 복용하는 상태입니다. 습포제도 소염 진통제 형태를 바꾼 것에 지나지 않는다는 것도 이야기하고 싶습니다.

소염 진통제로 치료하는 것은 혈관을 넓히는 프로스타글란딘의 생산을 저해하여 혈류를 방해하고, 통증을 일시적으로 멈추는 대증요법이기 때문입니다. 게다가 소염 진통제는 피부에서 흡수되는 약으로 흡수된 약은 온몸을 돕니다. 그렇게 되면 온몸의 혈관이 수축해 혈류가 억제되므로 혈압이 올라갑니다.

이 상태가 1주일이나 2주일 정도면 괜찮지만 1개월 내지 반년 동안 계속되면 강한 교감신경의 긴장 상태가 계속됩니다. 그렇기 때문에 고혈압증이나 밤에 잠이 오지 않는 증상이 생깁니다. 그 외에 비만인 사람은 대사가 빨라져 당뇨병이 발생할 가능성이 높아집니다.

그런 환자는 혈관이 수축되고 있으므로 신체가 매우 차가워져 있습니다. 발가락 끝이 차가워 여름에도 신발을 신지 않으면 추울 정도의 냉기가 생깁니다. 냉기가 심해지면 발끝이 자줏빛이 되고 최후에는 썩게 되는 무서운 상태가 될 수 있습니다.

봉지 가득히 약을 가지고 병원에서 나오는 노령자들을 자주 봅니다. 그런 사람들의 출발점은 소염 진통제 복용입니다. 장기간 사용하면 반드시 새로운 병이 생깁니다. 낫지 않기 때문에 계속 약을 복용하는 것이므로 소염 진통제의 복용은 더욱 신중하게 사용하지 않으면 안 됩니다.

소염 진통제에는 습포제, 내복약, 좌약 등 여러 가지가 있으나 어떤 것을 처방받든지 간에 비슷한 일이 생깁니다. 약을 복용하면서 맥이 빠르고 불안해지거나 냉기를 느끼거나, 위의 상태가 나빠졌다면 바로 복용을 중지하기 바랍니다.

대증요법에 의존하지 않는다

그러나 물론 소염 진통제를 절대 사용하지 말라고는 하지 않습니다. 타박상이나 상처 등의 급성 염증은 심한 염증을 멈추기 위해 소염 진통제를 사용하고 얼음찜질 등으로 차갑게 해야 합니다. 또는 통증이 심할 때 증상을 조금이라도 줄이기 위해 단기간 사용하면 문제없습니다. 사용하더라도 1주일 정도가 적당합니다. 2주일 이상 계속 사용하면 약에 의존하는 생활이 시작돼 여러 가지 질병을 불러들이게 됩니다.

여기서 위험하다고 하는 것은 성인병이라는 만성병에 대해 소염 진통제를 지속적으로 사용하는 대증요법입니다. 완만하게 지속되고 있는 증상에 대해 장기적으로 강인하게 약으로 억제하면 신체가 나으려는 반응을 멈춰 버려 영원히 치료될 수 없는 상태가 되기 때문입니다.

대증요법은 예부터 행해져 왔습니다. 그러나 제2차 세계대전 전에는 항생물질이나 면역 억제제, 항암제 등과 같은 강한 약은 없었습니다. 작용이 약한 약은 효과도 약해 증상을 20~30% 가볍게 하는 정도였습니다. 그래서 몸속에서 자율적으로 일어나는 치유 반응에도 그다지 많은 영향을 주지 않았기 때문에 스스로 치유될 가능성이 있었던 것입니다. 그러나 현대의학은 약학의 발전과 더불어 새로운 의료를 모색하여 증상을 순식간에 개선할 수 있는 소염 진통제, 스테로이드제 등의 약을 개발했습니다. 그래서 대증요법 위주로 의료가 엉뚱한 방향을 가지게 된 것입니다.

확실히 이 같은 강한 작용이 있는 약을 사용하면 심한 염증은 즉시 없어집니다. 그러나 사실은 그러한 불쾌한 증상은 자율적으로 치료하는 과정입니다. 그 증상이 일시적으로 억제되면 환자는 나은 것같이 생각하게 되고 의사도 치료가 잘되었다고 착각하여 점점 더 자율적인 치료 증상을 억제하게 됩니다.

스테로이드제의 장기 사용은 질병을 악화시킨다

가장 두드러지는 것이 스테로이드제입니다. 소염 진통제보다 혈류를 멈추는 힘이 더욱 강하며, 소염 작용은 뛰어난 효과를 발휘합니다. 그 항염증 작용으로써 일각을 다투는 구급 구명의 의료에서 해내는 역할은 누구나 인정합니다. 심각한 화상을 입어 피부 조직이 파괴돼 목숨이 위험하거나 벌에 쏘인 쇼크로 호흡이 정지돼 버리거나 할 때도 스테로이드를 사용하면 순식간에 위기를 벗어나 회복할 가능성이 아주 높아집니다. 교통사고 등으로 큰 상처를 입었을 때도 없어서는 안 됩니다. 스테로이드제에는 활성산소를 무독화하는 작용이 있어 온갖 세포의 산화 반응을 신속하게 막는 작용이 있기 때문입니다.

그러나 만성병에 반년 혹은 1년 정도 스테로이드제를 사용하는 치료는 아주 심각한 병태를 부릅니다. 아토피성 피부염, 궤양성 대장염, 크론병, 교원병 등 여러 가지 질병의 치료에 스테로이드제가 처방되고 있습니다. 어느 병도 낫기 어렵거나 낫지 않는 병이라고 하지만, 사실 진짜 원인이 스테로이드제에 있습니다.

처음 사용하기 시작했을 때는 스테로이드를 몸 밖으로 배설할 수 있으므로 염증을 감소시키는 효과만 얻을 수 있습니다. 그러나 계속 사용하면 스테로이드는 서서히 신체에 축적되고 마침내 산화 콜레스테롤로 변화해 주변의 조직을 산화시켜 새로운 피부염을 일으키게 됩니다. 몸속에서 산화가 진행되면 노폐물이 발생하므로, 교감신경이 긴장하여 과립구가 늘어나고 활성 산소에 의한 조직 파괴가 일어나 염증은 더욱 심해집니다. 이 파괴를 방지하기 위해 의사는 스테로이드를 또 투여하지만, 효과가 서서히 나빠지기 때문에 그 양을 점차 늘리지 않으면 안 됩니다. 이렇게 하여 스테로이드 의존증의 악순환이 시작됩니다.

연속적으로 병을 만드는 악순환으로

그뿐만이 아닙니다. 스테로이드를 상용하면 교감신경의 긴장 상태가 계속되므로 새로운 질병을 일으킬 수 있습니다. 일단 혈압이 올라가고 맥박이 빨라져 불안감을 느낍니다. 또한 교감신경의 긴장은 부신으로부터 아드레날린 분비를 촉진하여 혈당치를 높이기 때문에 당뇨병이 발생할 가능성도 높아집니다. 거기에다가 과립구의 조직 파괴는 관절에까지 미쳐 요통이나 무릎 관절통이 일어납니다. 이런 환자는 온몸의 혈류 장애가 생겨 손발은 얼음처럼 차가워집니다. 이렇게 연속적으로 질병이 늘어나 혈압 강하제, 신경 안정제, 경구 당뇨약, 소염 진통제가 새로 추가되면서 환자는 약에서 벗어나지 못하게 돼 버립니다. 분명히 약이 병을 만들고 있는 것입니다.

스테로이드제를 장기간에 걸쳐 사용하고 있는 환자는 약에 의한 반동으로 발열과 염증이 강렬하게 일어납니다. 환자 스스로 중단하는 것은 매우 위험하므로 스테로이드제를 잘 아는 의사와 상담하면서 서서히 중단하도록 해야 합니다. 때로는 생명에 위험을 줄 수도 있습니다.

정밀한 자율신경을 믿고 질병을 치료한다

모두 약을 받으면 안심하고 있지만, 약은 대증용법이므로 치료를 위한 약은 아니라고 알고 있어야 합니다. 혈압이나 혈당치가 올라가는 인간의 신체 반응은 크게 틀리지 않는 편이며, 필요에 따라 오르는 것이므로 강제로 내리려는 것은 금물입니다. 약을 계속 복용해 만성 질환을 치료하려고 하는 것도 무리입니다. 치료되지 않기 때문에 계속 복용하는 것입니다. 즉 약에 대한 사고방식을 바꾸지 않으면 안 됩니다.

인간의 신체 기능은 매우 교묘합니다. 약 따위의 간단한 의료로 치료하려고 생각하는 것은 어리석은 일입니다. 그 정밀하고 교묘한 메커니즘을 조절하고 있는 것이 자율신경입니다. 아마 자율신경의 반응을 알지 못하기 때문에 만성 질환을 완치를 보장받지 못하는 대증요법으로 치료하려는 것입니다. 자율신경의 기능을 알지 못하면 질병의 수수께끼는 풀리지 않습니다.

2장
우리의 신체를 지배하는
위대한 자율신경

뇌가 모든 세포를 지배하고 있을 것 같지만

사람의 몸 속의 60조 개 세포들을

조절하는 것은 자율신경입니다.

생명을 지배하고 있는
자율신경

질병과 건강을 이해하는 열쇠

인간은 단세포생물이 아니라 다세포생물입니다. 35억 년에 걸쳐 다세포생물로 진화해 지금의 우리가 살아가고 있습니다. 우리 몸이 진화하면서 남겨진 기능이 무엇인지 알면 질병이나 건강에 대해 좀 더 이해할 수 있습니다.

생물은 진화하면서 물속에서 지상으로 상륙했고 활동량이 월등하게 증가하였습니다. 물고기를 보면 거의가 근육으로 이루어져 있고 배를 열어 보면 내장은 적습니다. 그러나 우리들 인간은 내장이 많고 특히 폐가 크기 때문에 몸통이 기다랗습니다. 폐는 생물이 지상으로 올라오면서 생긴 것이라 생각됩니다. 산소를 이용할 수 있게 되어 혐기성에서 호기성 호흡을 하게 됨으로써 활동량이 폭발적으로 증가한 것이죠. 지상에 올라오면 물이 있는 곳을 찾지 않으면 안 되며, 먹이도 찾지 않으면 안 됩니다. 위험이 닥쳐오면 피하거나 공격할 기회도 늘어나므로 운동량이 많아질 수밖에 없습니다. 그러나 물고기는 움직이는 방향을 정하는 것만으로 충분하므로 입 주위에 전해질이나 온도, 흐름을 아는 감각이 발달해 있는 것이죠. 무리와 함께 필요한 장소로 이동하는 세계입니다. 살아가는 방법도 모두 정해져 있어 원하는 대로 바뀌지 않습니다.

호흡과 체온

우리는 무의식중에 호흡을 하고 있기 때문에 새삼스러울 것은 없지만, 호흡은 생물이 상륙하고 나서 진화로 얻은 것들 가운데 살아가기 위한 중요한 행위의 하나입니다. 당연히 산소가 없어지면 인간은 죽습니다. 그만큼 호흡은 중요한데 혹시 소홀하게 생각하고 있지는 않습니까?

호흡법을 도입한 건강법은 진화함으로써 얻게 된 생명 유지 방법의 하나입니다. 이전에 비해 활동량이 그다지 많지 않은 현대인의 일상생활을 생각하면 심호흡이 얼마나 중요한지를 알 수 있습니다. 깊은 호흡으로 충분한 산소를 얻어야 활동할 수 있으며, 또 활동하지 않을 때는 느긋하게 호흡을 조절합니다.

변온동물에서 항온동물로의 진화도 호흡과 관계 있는 큰 특징입니다. 추우면 체온을 낮추어 동면하고 따뜻해지면 활동하던 생활 방식으로부터 언제나 체온을 유지하며 항상 활동할 수 있는 생활 방식으로 바뀌었습니다. 체온 유지도 생명 유지에 없어서는 안 되는 요소입니다. 동양의학에서는 저체온을 병의 진단 때 기준으로 삼고 있으며, 생명 진화로 보면 중요한 착안점이라고 생각합니다. 저체온이야말로 질병의 극한이기 때문입니다.

60조 개의 세포를 지배하는 자율신경

단세포생물은 하나의 세포로 호흡, 먹이 섭취, 소화, 배설, 방어 등을 하고 있습니다. 그런데 단세포생물에서 다세포생물로 진화할 때 호흡, 체온 유지 등의 기능을 각각의 세포가 분담하게 되었습니다. 물론 다세포생물의 각각의 세포가 제멋대로 활동하고 있는 것은 아닙니다. 다세포생물인 사람 신체의 모든 세포가 하나의 세포처럼 협조해 생명을 유지하고 있습니다.

이렇게 사람 몸속의 60조 개나 되는 세포들이 서로 연락을 취하게 하고 조절하는 것이 자율신경입니다. 뇌가 모든 세포를 지배하고 있을 것 같지만 기본은 자율신경에 있습니다. 뇌가 생긴 것은 자율신경보다 약간 뒤이며, 머리가 생기고 입이 발달한 후에 생겼습니다. 멍게도 해삼도 대부분 덩어리입니다. 앞으로 나아가거나 흐름을 거스르는 감각이 머리와 입에 집중되고 나서 뇌가 작용하기 시작한 것입니다. 그 전에는 꼬리도 머리도 필요하지 않았습니다. 결국 바다를 헤엄치거나 강의 흐름을 거스르거나 하게 되면 나아가기 좋도록 앞쪽으로 감각이 집중되어 머리가 생긴 것입니다. 앞으로 나아가지 않는 동물에게 뇌는 필요 없습니다. 전신에 골고루 퍼져 있는 자율신경 네트워크가 있으면 살아 갑니다.

현대의 인간으로 생각하면 뇌가 더 설명하기 쉬울지도 모르지만, 그것은 생명의 기본을 무시하는 것입니다. 뇌 중심 이론은 그만두어야 할 것입니다. 인간이 살아가기 위한 여러 가지 기능은 단세포생물에서 다세포생물로, 물속에서 지상으로, 두 다리로 걷게됨에 따라 진화한 것으로 생각하지 않으면 현대인의 질병이나 건강의 수수께끼는 풀리지 않습니다.

자율신경은 그야말로 '자율'이다

앞으로 나아가려면 머리와 입에 신경을 집중시키지 않으면 안 되므로 뇌가 생기기 시작했습니다. 기본은 자율신경의 네트워크입니다. 그 중에 뇌가 행동에 맞춰 조절하도록 되었기 때문에 자율신경의 네트워크에 영향을 끼치게 되었습니다만, 기본은 바뀌지 않습니다. 지금도 심장이나 소화관은 자동적으로 움직이고 있을 것입니다. 기본적으로는 뇌의 지령을 받지 않고도 언제나 움직입니다. 다만 때때로 늦어지거나 뇌가 긴급 사태가 되면, 소화관을 움직이면 안 된다는 지령을 내리기도 하지요. 하지만 자율신경은 자율적으로 움직입니다.

뇌 안에서 자율신경에 다소의 지령을 보내고 있는 것이 시상하부입니다. 시상하부는 감정 중추인 대뇌변연계에 둘러싸여 있으므로 감정의 영향을 받기 쉽습니다. 뇌사 상태가 되어 식물인간이 되어도 심장이 움직이며 소화관도 움직이고 땀도 흐르는 현상을 생각하면 알 수 있을 것입니다. 뇌의 영향을 받지만 자율신경은 자율적으로 움직이는 것입니다. 인간의 의식과는 관계없이 움직이고 있으므로 중요하지 않게 생각될 수도 있지만 다세포생물의 생명 유지는 자율신경 없이 생각할 수 없습니다.

교 감 신 경 과
부 교 감 신 경 의 활 동

세포의 생명을 유지하는 혈액 순환

　단세포생물은 하나의 세포로 호흡하고 먹으며 소화하고 에너지를 끄집어내며 배설하고 있습니다. 그러나 다세포생물은 각 기관의 기능을 분담하여 생명을 유지하고 있습니다. 단세포생물에서 다세포생물로 진화하는 과정에서 세포의 기능이 전문화된 것이죠. 그러나 전문화하여 뛰어난 기능을 가졌다 해도 그것만으로는 살아갈 수 없습니다. 단세포생물일 때와 마찬가지로 예컨대 산소나 영양이 모든 세포에 도달하지 않으면 하나의 생명체로서 유지할 수 없기 때문입니다. 60조 개의 세포들이 그 기능을 유지하도록 조절하는 것이 자율신경입니다.

　우리들 신체는 유전자(DNA)가 결정합니다. 극단적으로 말해

DNA만 있으면 뼈와 근육, 눈이나 귀, 효소도 만들 수 있습니다. 그러나 그것들이 정작 활동을 하려면 영양분과 산소가 필요합니다. 몸 속 세포의 미토콘드리아는 영양분과 산소를 연소시켜 에너지를 만듭니다. 구석구석 세포의 미토콘드리아로 영양분과 산소를 운반하고 있는 것이 혈액입니다. 하나하나의 세포가 혈액순환이 가져오는 영양과 산소를 연소시켰을 때 생기는 에너지를 사용하여 활동하기 때문에 우리는 사람으로서 숨 쉬고 활동하는 것입니다. 즉 각 세포의 생명을 지탱해 주고 있는 것은 바로 혈액순환입니다.

자율신경은 교감신경과 부교감신경의 균형으로 조절되는데, 순환을 조절하는 것은 교감신경입니다. 교감신경은 혈관의 주위를 에워싸면서 온몸에 퍼져 있습니다. 척추동물이 되고 나서 혈관이 생기고, 그 무렵에 교감신경이 생기기 시작해, 상륙한 시점에 온몸으로 순식간에 퍼져 나갔으리라 생각합니다.

부교감신경에서 자율신경은 시작되었다

원래 단세포생물에서 다세포생물로 진화할 때 모든 세포를 조절하는 자율신경이 생겼지만, 처음부터 교감신경과 부교감신경이 있었던 것은 아닙니다. 생물은 일단 먹으면 생명을 유지할 수 있었으므로 소화관이 기본이 되었고 이를 활동하게 하는 부교감신경이 시작점이었다고 생각됩니다. 실은 생물체 대부분은 초기에 별로 움직이지 않았다고 하므로, 소극적으로 입에 들어오는 먹이로 생명을 유지했기 때문에 부교감신경이 중심이었을 것입니다. 그러나 그런 동물도 때로는 흥분하여 몸을 긴장하거나 적으로부터 도망가는 순발적인 동작이 필요했을 것입니다.

하지만 교감신경이 아직 그다지 발달하지 않았을 때는 부교감신경이 그 일을 대신 하였으리라 생각합니다. 부교감신경은 아가미에서 진화했는데, 진화되기 전 생물들은 아가미에 이상한 것이 들어오면 긴장하거나 내뱉거나 하여 긴급 상황을 모면했습니다. 진화하고 나서는 그 아가미를 대신하여 부교감신경이 몸을 보호했습니다. 그렇지만 상륙하면 움직이지 않고서는 먹이를 먹을 수 없고 위험이 다가오면 도망가거나 공격하게 되었을 겁니다. 그러다 보니 어쩔 수 없이 먹는 것 이외의 신체 조절이 필요해져서 교감신경이 생겼으리라 생각됩니다.

거북을 예로 들어 봅시다. 몸에 위험이 다가오면 순식간에 머리를 집어넣어 버릴 것입니다. 용감한 거북은 공격해 옵니다. 이렇듯 근육의 순발력은 교감신경의 작용입니다. 아마도 생물이 물속에서 상륙하여 활동량이 증가하고 폐가 생겨 교감신경을 필요로 했기 때문일 것입니다. 교감신경은 척추로부터 나오지만, 혈관 주위를 에워싸고 온몸에 구석구석 퍼지는 네트워크를 가지고 있습니다.

그것에 비해 부교감신경은 목과 허리에만 있습니다. 목의 부교감신경은 심장이나 위 등의 상반신의 활동을, 허리의 부교감신경은 골반내의 작용, 즉 소화액의 분비나 배변의 지시를 조정하고 있습니다. 진화되기 전 물 속에서 없어서는 안 되었던 부교감 신경이 진화하여 땅 위에서는 그 기능이 축소되고 교감신경이 늘어났을 것으로 생각됩니다.

그렇지만 현대인의 생활 방식은 어떻게 되어 있습니까. 많은 사람이 초기의 생물처럼 거의 움직이지 않고 있습니다. 최근 스포츠클럽 등 건강 산업이 번성하는 것은 동물이 진화로 습득한 근육을 덜 사용하기 때문입니다. 운동 부족이 문제가 아니라 생명 유지의 기본을 무시하기 때문에 성인병이 생기는 것입니다. 어떤 생활을 하는 것이 인간답게 살아가는 기본인지를 생각하지 않으면 건강은 유지될 수 없습니다.

덜 움직이는 생활 방식이
자율신경을 망친다

움직일 때는 교감신경, 쉴 때는 부교감신경

우리가 생각하는 신체의 활동은 모두 자율신경의 지배 아래 있습니다. 혈압, 혈당, 호흡, 심장 등의 순환기나 위 등 소화관의 활동은 자율신경에 의해 조절되고 있습니다. 그 외에 땀이나 침 등의 분비, 소변 배설, 체온 등 몸속의 상태나 살아가는 환경을 즉시 파악하여 조절하고 있습니다. 이렇듯 여러 가지 신체의 활동을 자율신경의 교감신경과 부교감신경의 균형으로 조절하는데, 자율신경은 몸속의 에너지를 소비, 축적하는 대사 에너지 시스템과 깊이 관련되어 있습니다. 교감신경이 우세하면 몸은 에너지를 많이 소비하며, 부교감신경이 우세하면 에너지를 축적하게 됩니다.

일상생활로 말하면 교감신경은 운동하고 있을 때나 낮 시간에 움직일 때 주로 활동합니다. 교감신경이 활동하면 몸속에서는 심장의 활동이 강해지고 혈관이 수축하여 혈압이 높아지며 소화관의 활동이 멈추어 움직이기에 적합한 상태가 됩니다. 부교감신경은 식사할 때나 수면·휴식할 때 주로 활동합니다. 부교감신경이 활동하면 심장 박동은 느긋해지고 혈관은 넓어져 혈액 순환이 촉진되며 몸과 마음 모두 휴식 상태로 들어갑니다. 그 밖에 소화액 분비나 배변도 부교감신경이 활동할 때 이루어집니다.

자율신경은 환경이나 정신 상태의 영향을 받는다

자율신경은 60조 개의 세포를 조절하고 있습니다. 신경 중에서도 최초에 진화한 자율신경은 우리 의사와 관계없이 움직이고 있습니다. 아침에 일어나 햇빛을 받으면 교감신경이 활동을 시작하여 몸을 움직이기에 적합한 상태를 만들어 줍니다. 해가 지고 저녁 무렵이 되면 부교감신경이 활동하여 휴식 상태가 찾아옵니다.

그런데 현대인은 밤낮에 상관없이 움직여야 합니다. 그동안 해가 뜨면 활동하고 해가 지면 잠을 자는 생활이 인간이 기본적으로 살아간 방식이었기 때문에 자율신경은 낮에는 교감신경, 밤에는 부교감신경이 몸을 조절하도록 되어 있었지요. 하지만 현대인들의 몸은 밤낮과 상관없이 원하는대로 움직이고 있습니다.

다행스럽게도 자율신경은 어느 정도 우리들 생활 방식에 맞추어 조절하는 능력이 있습니다. 자율신경은 우리들이 어떻게 행동하는지, 산소량이 충분한지, 신체나 주변의 환경 변화에 따라 바뀌는 신체 내부의 상태를 감지하고 어떤 상황에 있는지를 파악하여 자율신경은 활동하고 있습니다. 무의식적으로 움직인다고 제멋대로 움직이는 것이 아닙니다. 우리 몸이 활동하는 장소의 기압, 온도, 습도 등의 환경과 신체 내부 상황, 정신 상태를 점검하여 어떻게 대응하면 좋은지를 결정하는 것입니다.

벚꽃이 개화하는 메커니즘과 매우 비슷합니다. 따뜻한 날 혹은 추운 날 등에 맞춰 일정한 조건이 되면 벚꽃이 피지 않습니까. 그것과 마찬가지로 우리 몸도 온갖 정보를 파악하여 각자의 생활 방식에 맞게 좋은 상태를 만들어 내고 있는 것입니다.

약으로 자율신경의 기능을 되찾을 수 없다

자율신경이 내리는 명령은 각 기관의 세포를 거쳐 전달되고 있습니다. 이 전달은 혈액순환을 타고 이루어집니다. 산소나 영양분 등이 혈액 순환에 따라 하나하나의 세포에 이르러 에너지를 태워 활동하고 있기 때문에 생명을 유지하는 것이지요. 그렇기 때문에 혈액순환이 제대로 되지 않으면 세포는 약해집니다. 이러한 혈관에 달라붙어 명령을 내리는 것이 교감신경입니다. 즉 자율신경은 순환을 조절하고 각 기관의 세포를 연결하는 역할을 합니다. 체온을 유지하고 활동할 수 있는 것도 순환이 제대로 이루어지고 있기 때문입니다. 모든 세포, 말하자면 각 기관이 순환을 통해 밀접하게 연결되어 활동하고 있습니다.

그런데 신장이 나쁘다고 하면 병원에서는 이뇨제 등의 신장 관련 약을 처방합니다. 저는 그런 처방이 과연 좋을까 의심합니다. 자율신경 활동이 얼마나 훌륭한지를 잊고 있기 때문입니다. 혹시 사람들은 혈압이 높아지면 자율신경이 그 균형을 무너뜨리고 있다고 생각하는 것은 아닐까요. 그러나 자율신경은 잘못이 없습니다. 앞에서도 이야기하였듯이 여러 가지 정보에 맞추어 반응하는 자율신경은 그 사람의 생활 방식에 맞추어 활동할 뿐 다르게 활동하는 것이 아니기 때문입니다. 그러므로 자율신경을 제외하고 몸과 마음이 움직인다고 생각하면 건강은 유지되지 않습니다. 물론 이런 자율신경을 한두 가지의 약으로 조절할 수 있다고 생각하는 것 또한 어리석은 일입니다.

교감신경의 활동을 약하게 하는 수용체를 발견했다고 제약회사들은 말하지만, 흥분에 이르지 않도록 하여 혈압을 내리고 있을 뿐이며, 자율신경이 신체 전체를 통합하는 기능을 완전히 무시하고 있는 것입니다. 자율신경은 굉장히 체계적이고 견고해서 그렇게 간단히 억제되는 세계가 아닙니다. 자율신경이 망가지고 있다면 이미 우리 몸은 균형이 파괴된 생활을 하고 있는 것입니다.

자율신경으로부터
치료법이 보인다

실험에 의해 발견된 놀라운 사실

신체를 방어하는 메커니즘의 기본인 백혈구는 면역이라는 자기 방어 시스템으로 활동을 하고 있습니다. 거의 모든 장기가 자율신경의 교감신경과 부교감신경을 토대로 활동하고 있다고 알려져 있었으나, 혈액 속을 순환하고 있는 백혈구 같은 혈구세포는 자율신경의 지배를 받기 어렵다고 생각되어 왔습니다.

그런데 실험에 의해 백혈구도 자율신경의 지배를 받고 있음이 밝혀졌습니다. 정상적인 사람의 백혈구는 약 60%의 과립구와 약 35%의 림프구, 5%의 매크로파지의 비율을 보입니다. 그런데 교감신경이 활동하여 몸이 움직이고 있을 때는 과립구가 증가하고 림프구가 감소합니다. 그와 반대로 부교감신경이 활동하는 휴식 상태에서는 과립구가 감소하고 림프구가 증가합니다. 즉, 림프구는 부교감신경의 자극으로 활성화되고, 교감신경의 자극을 받으면 억제되며 과립구는 그 반대인 것입니다. 이로서 백혈구도 자율신경에 의해 지배되고 있다는 것이 분명해졌습니다.

혈구세포 혈액 속에 함유되어 있는 적혈구, 백혈구, 혈소판 등의 세포 성분을 가리킨다. 혈액은 붉은색의 액체처럼 보이지만, 실제로는 노란색의 혈장과 수십억 개의 혈구로 구성되어 있다. 대부분은 적혈구이며 적혈구로 인해 혈액은 붉은색을 띠게 된다.

매크로파지(macrophage) 대식세포라고도 한다. 동물 체내 모든 조직에 분포하며 면역을 담당한다. 세균이 침입하면 잡아서 소화시키며, 그 정보를 림프구에 전달한다.

염증을 일으켜 세균을 처리하는 과립구

과립구와 림프구는 모두 신체를 방어하는 혈액 세포이지만, 작용 방법이 다릅니다.

과립구는 세균 등 큰 입자의 이물질을 통째로 삼키고 가수분해 효소와 활성산소를 사용하여 분해, 처리하고 있습니다. 상처가 나거나 수술을 하면 상처 부위에 생기는 고름이나 화농이 과립구가 세균과 싸워서 나타난 결과입니다. 눈에 보이지 않지만 장에 생기는 염증이나 위궤양은 도처에 분포하는 균과 과립구가 싸우고 있기 때문에 나타나는 증상입니다.

림프구에 비해 과립구가 많은 것은 우리들의 신체에 침입해 오는 이물이나 세균이 매우 많기 때문입니다. 항상 싸움에 대비하고 있는 것입니다. 그러므로 교감신경이 활동하는 낮에 과립구의 비율이 높아지고, 과립구가 활동함으로써 손이나 발에 상처받을 위험이 많은 시간에 세균의 침입에 대비하는 것입니다. 우리들의 의사에 관계없이 자율신경은 훌륭한 방어 체제를 구축하고 있습니다.

면역 기능을 가진 림프구의 활동

신체를 최전선에서 지키고 있는 것은 과립구이지만, 그 망을 뚫고 침입해 오는 세균보다 더 작고 위험한 이물질이 있습니다. 바이러스, 세균이 내는 독소, 이종 단백질, 공기 중의 여러 가지 위험한 미립자, 꽃가루, 미세한 이물질 등입니다. 그것들을 처리하고 있는 것이 림프구입니다. 림프구는 이물질(항원)을 삼키지는 않고 이물질에 붙어(항체반응) 항원으로 응집하여 처리하고 있습니다. 즉 림프구는 면역 기능을 가지고 있습니다. 최근 잘 알려져 있는 '면역력'의 면역은 림프구의 기능입니다.

림프구는 부교감신경이 활동하는 밤이나 휴식시간에 비율이 높아지고 활발해집니다. 즉 우리 몸이 휴식에 들어가면 면역 기능이 높아지는 것이지요. 밤에는 몸속의 세포가 교대하는 시간이므로 림프구는 매크로파지와 협력하여 파괴된 세포나 노화한 세포를 처리하고 있습니다.

항원과 항체 항체는 항원이 있어야만 생긴다. 일부 질병을 연구하는 과학자들은 특정 질병의 약을 개발하기 위하여 질병을 일으키는 특정 균을 몸속에 집어넣어 항체가 만들어지도록 유도하기도 한다. 바로 이러한 원리로 독감 백신이 생겼다. 사람 몸에 독감 백신을 주사하면 독감에 대한 항체가 없던 사람도 독감 항원에 대한 항체가 생기며, 항체가 독감 항원과 반응하여 응집하면 독감 균이 몸속에서 활동하지 못하게 되므로 독감에 걸리지 않는 것이다.

대부분 사람의 몸에는 하룻밤에 100만 개의 암세포가 생긴다고 하는데, 그것들도 림프구가 제거하고 있습니다. 그래서 암으로 발전되지 않고 생명을 유지하는 것이다. 면역 억제제나 스테로이드제를 오래 복용하면 암이 발생되기 쉬운 이유는 그 약들이 림프구의 이러한 기능을 억제하기 때문이다.

세균이 들어오면 바로 달려가서 싸우는 과립구와는 달리 림프구는 평소에는 쉬면서 미세한 이물질(항원)을 발견하면 싸울 태세를 갖춥니다. 이 잠복 기간이 3~5일 정도 됩니다. 림프구에는 이물질을 인식하는 많은 세포가 있습니다. 암을 공격하는 NK(내추럴 킬러) 세포도 그 중 하나이다. 그 외에 가슴샘외분화 T세포, B세포가 있습니다.

NK 세포 '자연살해세포'라고도 부른다. 주로 골수에서 만들어져 암세포를 직접 파괴하는 역할을 하는 면역세포인데 인위적으로 만들어지는 세포가 아니라 인체가 원래부터 가지고 있는 세포이다. 2005년 8월, 미국 워싱턴대학교 의과대학의 한국인 과학자 김성진 박사가 이끄는 연구팀이 세계에서 처음으로 NK세포가 암세포를 식별하는 메커니즘을 밝혀냈다. 연구팀은 생쥐 실험을 통해 NK세포가 다른 세포를 만나면, NK세포의 특정 단백질(MHC)이 정상세포와 암세포를 구별하는 센서 역할을 한다는 사실을 알아냈다. 이 특정센서는 정상세포를 만나면 반응하지 않지만, 암세포를 만나면 NK세포 내부로 신호를 보내 공격해도 좋다는 지시를 내리는 것으로 알려졌다.

오래된 면역계를 과소평가했던 면역학

면역이라면 바이러스처럼 밖으로부터 침입해 오는 이물질에 대응하는 작용이라고 생각되었습니다. 즉 자기와 자기가 아닌 것을 구분하는 작용 말입니다. 그러나 림프구, NK세포와 가슴샘외분화 T세포는 몸속에 이상이 있을 때 작용합니다. 밖으로부터 침입해 오는 이물에 대응하는 것만이 아닙니다. 암세포, 노화 세포 등을 공격하는 작용은 몸속의 이물질을 스스로 찾아내어 반응하고 있는 것입니다. 림프구에 이 같은 작용이 있다는 사실로 미루어 생각하면, 면역은 역시 밖으로부터의 이물질을 인식하기 위해 생겨난 것이 아니라 몸속에 이물질이 있을 때 작용하는 기능을 기본으로 진화해 왔다고 보는 것이 옳다고 봅니다.

저는 생물이 물에서 살다가 땅에서 살게 되었을 때 땅 쪽에 분명히 이물질이 많았으므로 그것에 대응하여 진화한 T세포 · B세포라는 새로운 림프구가 생겼으리라 생각합니다. T세포는 가슴샘, B세포는 골수에서 만들어지지만, 가슴샘도 골수도 땅에서 살게 되고 나서 진화한 장기입니다. 그런데 면역학은 밖으로부터 침입한 이물질을 인식하는 새로운 면역계의 T세포 · B세포만 연구하면서 NK세포나 가슴샘외분화 T세포의 작용을 과소평가했던 것입니다.

요구되는 자율신경을 축으로 한 의료

최근 백혈구의 기본 세포인 매크로파지가 과립구와 림프구에 지시를 내리고 있다는 것이 알려져 면역계에도 관심이 모아지고 있습니다. 하지만 자율신경이 백혈구를 지배하고 있다는 부분에 대한 연구는 아직 거의 이루어지지 않았습니다. 이 단계에서는 몸속의 이상으로부터 발생하는 암을 비롯하여 난치병 치료의 이치를 알 수 없습니다. 이제는 세포 전체를 통합해 거의 모든 기능을 조절하고 있는 자율신경을 축으로 의학이나 의료에 힘을 쏟아야 한다고 생각합니다.

3장

50세부터의 면역 혁명

누구라도 50대가 되면 과거를 되돌아보고

생활을 개선하며 약에 의존하지 않고

스스로 자기 몸을 지킨다는 의식을 가져야 합니다.

50세부터 시작되는
건강 걱정

50세부터 이상을 느낀다

50세 전에 인생의 파탄을 초래하는 사람도 있습니다.

30대, 40대에 큰 병으로 죽은 사람들은 지나치게 무리하게 일을 하여 자신의 몸의 한계를 극복하지 못한 사람들입니다. 예컨대 책을 만드는 사람이 교정 작업을 계속하고 밤을 새워야 한다고 생각하면서 일을 하다 보면 지속적인 무리를 하게 됩니다. 그래서 어느 정도 선에서 일을 쉬어야 할지 알지 못하는 사람들은 50세까지 건강을 유지하기 힘든 것입니다. 간호사처럼 야근이 많은 직업을 가진 사람은 도를 지나치면 위험합니다. 게다가 몸에 조금이라도 이상이 생겨 약에 의존하는 생활을 시작해 고혈압제를 복용하거나 항암제 등 몸의 기운을 빼앗는 약을 복용하면 끝내는 생명에 위험을 초래할 수도 있습니다.

젊음의 힘만으로는 한계가 있다

30대, 40대는 자신의 건강을 믿고 무리해서라도 업적을 늘리려는 경향이 강합니다. 물론 자신의 몸을 돌아볼 여유는 없었습니다.

미국에 유학하고 있을 때였습니다. 그 무렵 자녀들이 차츰 자라 뛰어다니게 되었으므로, 아버지로서 빠르다는 것을 보여 주려고 생각하고 아이들과 함께 뛸 때 전력 질주하였더니 제 체중에 발목이 견디지 못하고 휘청하여 비실비실하며 풀숲에 쓰러져 버렸습니다. 34~35세였던 것으로 생각됩니다. 그때까지 10년 정도 운동을 전혀 하지 않았고 건강에 신경을 쓰지도 않았습니다. 스트레스는 먹는 것으로 해소했습니다. 과음을 하고 운동은 전혀 하지 않았던 것입니다. 토요일과 일요일에도 쉬지 않고 연구에 몰두하는 날들이 많았습니다. 지금이라면 전력 질주를 하더라도 괜찮겠지만, 그때는 몸을 지탱할 수 없었습니다. 체중도 지금보다 10kg 이상 많았습니다. 지금 생각하면 아주 무리한 생활을 하였던 것입니다. 젊음의 힘으로 견디긴 하였으나 그것에도 한계가 있었습니다.

일본에 돌아온 후에도 많이 먹었습니다. 숨이 찰 정도로 포식을 하지 않으면 정신이 안정되지 않았습니다. 그래서 그 무렵에는 비만이었습니다. 일을 더 열심히 하지 않으면 안 된다고 생각하고 언제나 초조했습니다. 그것이 25년간 계속되었습니다. 그런데 54세 때 생활 방식을 면역학 연구와 접목시킨 '백혈구의 자율신경 지배의 법칙'을 깨달으면서 그러한 생활 방식을 바꾸었습니다.

50세를 지나면 이제까지의 생활을 되돌아본다

당시의 체중은 74kg, 키는 168cm였습니다. 혈압은 170/220이었습니다. 이것은 완전히 고혈압입니다. 어깨가 심하게 결리고 밤에 화장실에 가는 일이 잦았으며 안색도 나쁘고 피부의 윤기도 없어져 노인이 되어버린 듯한 기분에 쓸쓸했습니다.

그렇지만 원인은 스트레스이므로 그것을 해결하면 낫습니다. 저는 일을 빨리 마치고 돌아와 정확히 휴식을 취했습니다. 집에 돌아오면 일의 흐름을 중단하고 취미와 산보, 스포츠 등을 즐기면서 여유로운 생활을 한 것입니다.

그렇게 생활 방식을 바꾸어 생활한 지 약 1년 정도 만에 체중은 62kg으로 줄어들었습니다. 혈압도 140/90 정도로 안정되었습니다. 매일 아침 라디오체조 같은 운동을 반드시 하여 스스로 몸을 지킨다는 의식 또한 생겨났습니다.

저의 예를 이야기하였으나, 여러분도 마찬가지입니다. 누구라도 50대를 맞이하면 과거를 되돌아보고 생활을 개선하며 약 등에 의존하지 않고 스스로 자기의 몸을 지킨다는 의식을 가져야 합니다.

베이비 붐 세대의 평균 수명은 더욱 늘어난다

정년퇴직은 성인병을 치료할 좋은 기회

만약 성인병을 가지고 있다면 정년퇴직은 치료하기에 좋은 기회입니다. 성인병은 대부분 일을 계속함으로써 생기는 교감신경 긴장 상태이기 때문에 적당한 일, 적당한 체조, 식사는 복팔분(腹八分) 정도로 하면 고혈압이든 당뇨병이든 요통, 치질이든 모두 낫습니다.

지금의 성인병 예방과 치료는 식사에 한해서만 지도되고 있으나, 근본적으로는 과로에 의한 교감신경 긴장을 식사로 해소하는 버릇 때문에 비만이 늘어나고 있습니다. 그렇기 때문에 식사뿐만 아니라 생활 방식을 바꾸지 않으면 개선되지 않습니다. 비만이 더욱 심해지면 숨이 가빠져 심장에 부담을 주게 되므로 협심증이나 심근경색이 일어날 수 있습니다.

일을 그만두게 되는 50대는 그런면에서 건강을 되찾을 수 있는 좋은 기회입니다. 오스트레일리아에서는 50대 정도가 되면 다운쉬프팅downshifting이라 하여, 급료는 절반 정도 되지만 일의 양을 30~40% 정도로 줄이는 근무 방식이 있습니다. 물론 그런 제도가 없는 상황에서는 취미든 자원봉사 활동이든 상관없을 것입니다. 손을 놓고 있으면 멍청해집니다. 그러니 머리와 신체 모두를 사용하십시오. 그렇게 되면 지금의 베이비 붐 세대 사람들은 수명이 더욱 늘어나 남성도 80세 이상 사는 사람이 드물지 않게 될 것입니다.

베이비 붐(Baby boom)　전세계적으로 2차 세계대전 이후 출생률이 높아진 시기에 태어난 세대를 베이비 붐 세대라 부른다. 일본에서는 1948년 전후로 출생률이 높아져 베이비 붐 세대를 이루었는데, 이들을 단카이(團塊) 세대라 한다. 단카이란 모리 요시로(森喜朗) 내각에서 경제기획청 장관을 지내다가 2000년 말의 개각에서 물러난 사카이야 다이치(堺屋太一)의 소설 '단카이의 세대'(1976년)에서 비롯되었다. 일본어로 '뭉치, 덩어리'를 뜻하는 단카이 세대는 1948년을 전후해 출생률이 폭발적으로 증가할 때 태어나 1960~70년대의 학생운동을 경험하고 고도성장기에 한창 일을 했으며 지금은 장년으로 일본 사회를 주도하고 있는 세대이다. 한국은 6·25 전쟁 후인 1957년생 이후 출생률이 높아졌으며 1960년에 최고치에 이른다. 이때 태어난 세대를 베이비 붐 세대라 부를 수 있다.

약에 의한 쓸데없는 대증요법은 피한다

성인병을 약에 의한 대증요법으로 치료하려는 것은 주의해야만 합니다. 대증요법에만 의존한다면 환자가 더욱 늘어날 것입니다. 하지만 그런 경향이 없어지지 않는 한 검진을 받는 사람들이 현명해지는 방법밖에 없습니다. 검진 자체는 나쁘지 않지만 그 후에 처방하는 대증요법이 잘못되어 있으므로 어떻게든 피하는 것이 좋습니다.

약에 의한 폐해는 이미 언급하였지만, 약으로 질병을 치료하는 시대는 끝났다는 것을 빨리 자각하기 바랍니다. 대증요법은 증상을 잠시 가볍게 하는 힘밖에 없습니다. 급성인 시기를 견디기 위해 약을 사용하는 것은 현명한 처방이지만, 반년 또는 1년 이상 계속 먹으면 좋은 약은 없습니다. 어떤 약이든 반드시 1개월 이내로 먹는 것으로 한정하십시오. 1개월 정도면 약의 피해도 견딜 수 있습니다.

또한 의료비가 비싸지면 노령자에게 힘들다고 하지만, 저는 그렇게 생각지 않습니다. 오히려 병원에 가지 않아도 되므로 쓸데없는 치료를 하지 않고 살아갈 것입니다.

신장병 환자들이 받는 투석은 의료보험 가입자의 경우 한 번 받을 때마다 최고 35,000원의 비용을 지불합니다. 만약 투석비용이 한번에 10만원이 넘어간다거나 보험이 되지 않는 것이면 한번 받기가 두렵겠지만 비용이 비싸지 않으므로 투석을 권하는 의사나 받는 환자나 부담을 느끼지 않습니다. 그런데 오히려 부담이 없기 때문에 투석에 모든 치료를 의지하는 경향도 생깁니다.

투석 환자가 계속 늘어나고 있는 것은 약에 오래 의존해 온 탓에 신체 스스로 신장을 치료하고자 하는 기력이 없기 때문입니다. 특히 이뇨제의 폐해로 신장 기능이 악화돼 있습니다. 탈수가 일어나기 때문입니다. 이뇨제를 처방받는 환자 가운데 10% 정도는 투석이 필요하지만 나머지 90%는 필요 없을 것으로 보입니다. 이뇨제가 싸다는 이유로 모든 신장병 환자에게 권해질 따름입니다.

만약 대부분을 자신의 돈으로 지불하게 된다면 많은 사람이 간단하게 투석을 받지 못합니다. 아이러니하게도 그렇게 되면 오래 살게 됩니다. 투석을 한다고 해서 신장의 기능이 좋아지는 것이 아님을 환자는 알고 있을까요? 본인 부담이 적기 때문에 진지하게 생각하지 않는 것은 아닐까요?

나이가 많아지면 당연히 병에 걸린다고 생각하는 것은 잘못입니다. 나이가 들어도 보통으로 살아가면 병에 걸리지 않습니다. 고령자에게는 고령자만의 저항력이 있습니다. 그러므로 무조건 나이가 들면 병에 걸리고 기력이 없어진다는 생각은 잘못된 것입니다.

누구라도 수명이 다 되면 죽음을 피할 수 없지만, 옛날과 달리 나이가 들어 기력이 없어져 죽는 사람이 적어졌습니다. 모두가 병원에서 엄청난 주사를 맞고 비싼 의료비를 지불하고 있기 때문입니다만 어떤 것이 인간다운 일생인지는 생각해봐야 합니다. 그러므로 의료비가 비싸지면 무조건 고령자가 힘들어진다는 생각은 버려야 합니다.

질병의 원인은 대부분 스트레스이므로 약으로 어느 정도 가라앉힌 다음에는 약에 의존해서는 안 됩니다. 그것을 주의하면 죽을 때까지 자연스레 건강을 지키며 살아갈 수 있습니다.

베이비 붐 세대는 여유로운 장점이 있다

특히 베이비 붐 세대는 여러 가지 면에서 장점이 있습니다. 고도 성장 무렵이나 그 이전의 고령자는 일을 할 만큼 해도 살아가기가 빠듯했습니다. 그런데 지금은 풍요로워지고 일한 만큼의 여유가 생겨 스스로 몸을 되돌아볼 여유를 보장받을 수 있습니다.

베이비 붐 세대들은 생각해 보십시오. 지금껏 이렇게 편안한 시대는 없었습니다. 앞으로 수십 년 동안 베이비 붐 세대의 사람들이 수명을 다할 때까지 이 풍요로움은 계속될 것입니다.

한국의 베이비 붐 세대 이 책의 베이비 붐 세대는 일본 실정의 이야기이다. 그러므로 한국의 실정과는 거리가 있다. 한국인 중 2007년에 50세가 된 사람들을 가정해보면 1957년 베이비 붐 세대로 태어나 빈곤한 어린 시절을 보냈고, 경제성장의 단계를 차례로 거친 세대이다. 그런데 한창 일할 시기(40세: 1997년)에 IMF 대란을 겪으면서 깊은 좌절을 맛봤고 이제 겨우 그 그늘에서 벗어날 때쯤, 곧 정년이라는 두려움이 도사리고 있는 세대이다. 그리하여 건강에 가장 신경이 쓰이지만 관리하는 방법을 모르거나 경제적 부담 때문에 관리할 여유가 없는 세대이기도 하다.

그것을 위해서는 질병에 걸리면 편중된 생활 방식을 바로잡을 좋은 기회라고 생각하고 약에 의존하지 않는 생활에 도전해 보십시오. 모처럼의 기회가 찾아왔는데도 생활 방식을 바꾸지 않고 약에 의존하면 그 이후의 즐거운 삶을 기대할 수 없습니다.

또 한 가지, 왕성하게 일할 때는 무리하여 일어나는 질병이 압도적으로 많았지만, 앞으로는 너무 편해 일어나는 병에 신경 쓰지 않으면 안 됩니다. 근력이 점차 부족해져 요통이 생기거나 쉬 피로해지기 때문에 체조와 산보로 근력을 유지하도록 노력하십시오.

노화가 곧
면역력 저하는 아니다

노화와 함께 늘어나는 면역세포가 있다

이제까지의 면역학은 림프구의 진화로 말하면 가슴샘에서 만들어지는 T세포, 골수에서 만들어지는 B세포 등 새로운 면역계에 대한 연구가 중심이었습니다. 가슴샘이란 늑골의 뒷부분에 있는 부드러운 조직입니다. 즉 이 가슴샘과 골수의 작용을 알아내는 연구를 주로 했습니다. 림프절이나 비장에 분포하고 있는 T세포와 B세포의 수는 많지만 가슴샘에는 20세 정도를 정점으로 해가 지남에 따라 줄어듭니다. 마찬가지로 골수도 지방화가 진행됩니다. 그러므로 나이가 들면 면역력이 점차 약해질 것이라 생각할 수 있습니다.

그러나 노화가 단순히 면역력을 저하시키지는 않습니다. 오히려 NK세포나 가슴샘과는 다른 장기에서 만들어지는 가슴샘외 분화 T세포는 그 비율과 수 모두 노화와 더불어 늘어납니다.

T세포는 가슴샘에서 발견된 이후 오래도록 가슴샘에서만 만들어지고 있다고 생각되었습니다만, 본인이 1990년, T세포가 가슴샘뿐만 아니라 다른 장기에서도 만들어지고 있는 것을 발견하였습니다. 바로 간과 눈물샘, 침샘 등의 외분비샘입니다. 또 여성이라면 자궁, 유방, 질 등 외부와 근접하는 곳입니다. 이런 부위는 항상 균이 서식하고 있으므로 방어할 필요가 있기 때문입니다. 몸은 이렇게 알아서 필요한 곳에 방어기지를 구축하고 있는 셈입니다.

재생 상피나 재생 샘세포의 감시도 하고 있습니다. 그것이 가슴샘외분화 T세포입니다. 가슴샘외분화 T세포의 일부는 NKT세포라고도 합니다. 한편 가슴샘에서 만들어지는 T세포는 가슴샘 유래 T세포라 하여 구별하고 있습니다.

진화의 역사로 보는 최초의 면역세포

여기서 다시 한 번 생물 진화의 역사를 살펴보려 합니다.

단세포생물 시대의 세포 형태 그대로 남아 있는 매크로파지로부터 백혈구는 진화하였습니다. 매크로파지는 아메바처럼 이물질을 그대로 삼켜 처리합니다. 이 기능을 탐식능이라 하는데, 그것을 강하게 한 것이 과립구이며, 탐식능을 퇴화시키고 면역 기능을 담당하게 된 것이 림프구입니다.

림프구 중에서 NK세포가 매크로파지에서 진화한 최초의 세포입니다. 다음으로 진화한 면역세포가 가슴샘외분화 T세포입니다. 진화가 오래된 이들 NK세포와 가슴샘외분화 T세포는 밖으로부터의 이물질(외래 항원)이 아니라 신체 안의 이상을 감시하여 처리하는 역할을 담당하고 있습니다.

아마도 생물이 물속에서 상륙하기 전에는 이 오래된 면역계로 신체를 지키고 있었으리라 생각됩니다. 그러나 상륙하자 물속과 살아가는 환경이 크게 달라졌습니다. 먼지 종류만 해도 외래 항원이나 바이러스, 세균, 독극물 등이 분명 많습니다.

그 후 대사 에너지가 증가했으며, 물에서 산소를 취하던 환경에서 공기로부터 대량으로 산소를 취하는 환경으로 바뀌고 중력을 거슬러 활동하게 되었습니다. 그래서 외래 항원에 대해 T세포 · B세포라는 새로 진화한 면역세포가 생겨나 살아가게 되었으리라 생각합니다.

새로운 면역세포는 육상동물로 진화하면서 생겨났다

가슴샘은 아가미에서 진화하였습니다. 아가미는 생물이 상륙하여 폐호흡을 하기 시작하면서 퇴화하였으나, 우리들 신체에는 아직 아가미의 흔적이 남아 있습니다. 그것이 가슴샘입니다. 아가미는 어류에게 대량의 이물질이 부딪치는 부분이었기 때문에 림프구가 많이 분포하였습니다. 그러다 상륙했을 때 아가미는 확대된 폐에 눌려 흉곽으로 떨어져나가 가슴샘이 되었으며, 아가미

였을 때 가지고 있던 외래 항원에 대한 방어 기능을 그대로 가지고 있는 것으로 보입니다.

생물의 진화로 보면 이것은 매우 큰 변화입니다. 물속에 있을 무렵 생물의 아가미에 있던 림프구는 95% 정도가 내부의 이상을 감시하는 기능을 가지고 있고 나머지 5%가 외래 항원에 대응하고 있었습니다. 그런데 땅 위로 나오게 되자 여러 가지 외래 항원에 대응해 나가지 않으면 안 되었습니다. 그래서 아가미를 가슴샘으로 진화시켜 내부의 이상을 감시하는 림프구를 사멸시키고 나머지 5%의 외래 항원에 대한 림프구만이 남게 되었던 것입니다. 그 5%가 분열을 되풀이하여 증가함으로써 외래 항원에 대한 거대한 면역 조직이 생겨났으리라 생각됩니다.

또 하나인 B세포를 만들고 있는 골수도 땅 위로 올라온 뒤에 진화한 기관입니다. 원래는 이상 있는 세포가 있으면 그곳으로 달려가 재빨리 제거하는 방어 시스템이 기본이었습니다. 거기서 진화하여 외래 항원에 대한 교묘하고 치밀한 면역의 메커니즘이 우리들 신체에 갖추어졌습니다. 그렇기 때문에 외래 항원에 대한 면역계는 생물이 상륙한 후에 강화된, 진화로 새로 나타난 면역 세포입니다.

나이를 먹으면 면역계가 얼굴을 드러낸다

그런데 면역학의 첨단을 달리는 학자는 새로 진화한 T세포 · B세포 연구가 중심입니다. 그것이 어떻게 하면 활성화할까

하는 신호, 전달의 세계만 연구하고 있기 때문에 면역계의 작용과 질병의 메커니즘이라는 전체 모습이 파악되지 않습니다. 암, 교원병 등의 자기 면역 질환, 장해, 장기를 이식한 뒤에 일어나는 GVHD Graft versus host disease(이식편대숙주반응: 거부반응) 등 원인이 밝혀지지 않은 난치병은 모두 림프구와 관련시켜 연구하지 않으면 질병의 수수께끼는 풀리지 않습니다. 이런 난치병에 걸리면 내부의 이상을 감시하는 면역계인 가슴샘외분화 T세포, NK세포, B-1세포 등이 대응하게 됩니다. 진화에 의해 새로 나타난 면역계인 일반 T세포·B세포가 관계하는 세계가 아닌 것입니다.

나이를 먹으면 가슴샘이 축소하고 골수가 지방화해 새로운 면역계가 사라지지만, 그것을 대신하여 생물이 상륙하기 전에 진화한 오래된 면역계가 얼굴을 드러냅니다. 보호할 상대가 바뀌기 때문입니다. 젊을 때는 밖으로부터 들어오는 이물질 때문에 새로운 면역계가 활동하지만, 나이를 먹어 활동량이 적어지면 단백질이 변하거나 지질이 산화하여 자연스레 늙은 세포가 생겨나면서 내부의 이상을 감시하는 오래된 면역계가 깨어나는 것입니다. 지키는 대상이 밖으로부터 침입해 오는 이물질(항원)보다 몸속에서 생긴 이상으로 비중을 옮겼기 때문이라고 생각됩니다. 실로 훌륭하게 작용하고 있는 메커니즘이라 할 수 있습니다. 가슴샘이 축소하고 골수가 지방화하는 몸의 상태에 맞추어 면역계의 기본 자세로 돌아가 방어 체제를 갖추고 있는 것입니다.

그러나 필요 이상으로 오래된 면역계가 활성화하면 노화가 촉진되었다는 의미이기도 하므로 적당해야 합니다. 지나치면 오히려 외분비샘 등을 공격하는 현상이 나타납니다. 눈물이나 침이 자주 흘러나오거나 질이 건조해지고 피부에 윤기가 부족하게 되는 것이 그 때문입니다.

오래된 면역계를 보존하는 생활 방식

이 오래된 면역계는 노화와 더불어 새로운 면역계로 대체되지만, 스트레스에도 관계합니다. 교원병 등의 자기 면역 질환 항목에서도 말하였지만, 바이러스 감염이나 스트레스 등의 긴급 사태가 강하거나 오래도록 지속되고 있으면 오래된 면역계가 과잉 반응을 일으키는 것입니다. 헤르페스 바이러스에 감염되면 몸속에 잠복하고 있던 헤르페스가 스트레스가 지속되어 새로운 면역계의 힘이 떨어졌을 때 활동해 조직을 파괴하고 염증을 일으킵니다.

이 메커니즘을 조작하고 있는 것이 교감신경으로부터 분비되는 노르아드레날린과 도파민이며, 부신에서 분비되는 아드레날린과 글루코코르티코이드는 가슴샘을 위축시킵니다. 즉, 긴급 사태일 때는 가장 기본적인 면역계인 매크로파지가 몸을 지키게 됩니다. 긴급 사태를 극복하면 젊을 때에는 새로운 면역 기능이 1주일 정도면 제 기능을 찾습니다만, 나이를 먹음에 따라 그 정도가 줄어듭니다. 그러므로 몸이 무리하여 가슴샘이 빨리 축소되면 건강하게 오래 사는 데에 제약이 따릅니다. 내부 감시의 면역 시스템을 빨리 만들어 내는 셈이기 때문입니다.

오래된 면역계는 매우 중요하지만, 너무 빨리 그 기능을 깨우는 생활 방식은 버려야 오래 건강하게 살 수 있습니다. 가능한 한 가슴샘이 축소되지 않도록 하여 소중하게 보존하는 생활 방식이 면역학에서 볼 때 건강한 삶입니다.

노 화 방 지 치 료 는
위 험 하 다

노화는 자율신경이 조절하고 있는 생리 현상

암 등을 포함한 성인병은 조기 발견, 조기 치료가 중요합니다. 지금은 그것에 덧붙여 노화도 예방대책이 중요한 것 중의 하나라고 생각되어 최근에는 노화 방지 전문기관이 인기를 끌고 있습니다.

그런데 노화 방지는 언뜻 그럴듯하게 들리지만, 검사 후에 결국 약을 처방하기 때문에 위험합니다. 도대체 약을 먹어 완전하게 건강해진다면 좋겠지만, 그런 이야기는 어디에서도 들어 본 적이 없습니다. 물론 급성 질환이나 골절 등의 치료에는 현대의학이 뛰어난 힘을 발휘합니다. 그러나 만성병이나 노화에 똑같이 대응하는 것은 잘못된 것입니다. 약에 의존하는 생활로 점차 빠지게 되기 때문입니다.

특히 노화는 생리 현상이기 때문에 보통 방법으로는 어찌할 수 없습니다. 기본적으로는 신체의 노화 진행 정도에 따라 자율신경이 조절하고 있습니다. 나이를 먹으면 분자 산화가 진행되므로 주름이 생기거나 노폐물이 축적됩니다. 그것이 자극이 되어 자율신경이 작용하고 있는 것입니다. 그러므로 미묘하게 교감신경의 긴장 상태로 연결될 수 있습니다. 그래서 고령자는 맥박이 빨라지거나 혈압이 점차 높아지는데 크게 당황할 필요는 없습니다. 오히려 그것을 약으로 내리려 하다 보면 혈류 부족이 되어 질병에 걸리는 역효과가 날 가능성이 높아집니다. 신체, 즉 자율신경은 잘못을 일으키지 않습니다. 필요하기 때문에 수치가 높아지고 있는 것입니다. 그것이 자연입니다.

노화 현상을 무시한 이상적인 수치

그러나 지금 콜레스테롤이나 혈압의 평균적인 정상치를 보면 노인성 변화를 잊고 있습니다. 혈압은 120이 좋다든가 콜레스테롤 수치는 220 정도까지라고 하지만, 앞에서 말한 것과 같이 정상치는 연령과 더불어 높아지고 있습니다. 나이가 많든 적든 똑같이 120을 기준으로 하여 혈압이 높다거나 낮다고 하는 것은 잘못이라고 저는 생각합니다.

콜레스테롤 수치도 나이별로 보면 70세 이상은 남성이 270, 여성은 288이 정상치입니다. 그것을 똑같이 220을 기준으로 하여 정상 범위를 판정하고 있는 것입니다. 220이라는 수치는 20대 성인의 정상치인데 말입니다. 나이를 먹고도 젊을 때의 수치를 기준으로 그 수치에 가까워지고자 하는 것은 몸이 자연스럽게 늙어가는 현상을 무시하는 것입니다.

물론 20대의 정상치에 가까우면 동맥경화도 뇌경색도 일어나지 않고 질병 없이 건강하게 나이 들어가는 생활을 할 수가 있겠지만, 그것은 신체의 일면밖에 못 보는 것입니다. 콜레스테롤 수치 230은 19세부터 22세 내의 정상치입니다. 이 수치를 유지하고 있으면 뇌졸중 등에 걸릴 확률이 적은 것은 분명하지만 그 수치를 목표로 나이 드는 것을 막아보겠다는 것은 무리가 있습니다.

노화 방지는 자연의 섭리를 잊은 의료

나이가 들면 동맥경화가 생겨 혈류가 나빠지기 때문에 오히려 혈압이 높아져야 혈행에 좋습니다. 더구나 나이가 듦에 따라 생기는 자연스런 동맥경화는 천천히 진행되므로 앞에서 열거한 연령별 정상치의 차이는 혈류를 좋게 하기 위한 자연스런 조건이라고 생각하면 됩니다. 그런 것을 고려하지 않고 무리한 이상 수치를 기준으로 약으로 혈압이 빨리 내려가도록 처방하고 있는 것입니다. 또 의사의 진단을 그대로 받아들여 겁을 먹은 노인들은 처방해주는 동맥경화나 심근경색 약을 계속 먹고 있습니다. 하지만 연령에 맞는 약이 아닙니다. 또한 오히려 약을 먹지 않은 사람이 병에 걸리지 않습니다.

노화 방지라는 착안 자체는 놀라운 것입니다. 자연스런 생리 현상을 인위적으로 바꿔보겠다는 것이기 때문입니다. 그것은 자연의 섭리를 잊은 의료입니다.

50세부터야말로
근육 만들기가 중요하다

관리직이 되면 일도 적당히

50대에 관리직을 맡고 있는 사람은 운동·식사는 물론 일하는 방법을 되돌아볼 필요가 있습니다. 앞에서도 이야기했지만, 성인병의 원인을 이야기할 때는 운동이나 식사뿐만 아니라 일하는 방식도 빼놓을 수 없습니다.

관리직이 되면 육체적인 무리는 적어지지만 책임 범위가 넓어져 정신적인 중압이 강해집니다. 그 중압으로 인해 알지 못하는 사이에 마음에 부담을 가지게 되면 신체가 파탄됩니다. 역량을 인정받아 중요한 일을 책임지더라도, 적당히 허용량을 넘지 않는 범위에서 해낸다는 생각을 가지지 않으면 병에 걸리게 됩니다.

암이 잘 발생하는 50대 사람들의 이야기를 들어 보면, 관리직이 되었는데 부하 직원을 세세히 돌보거나 부하 직원이 일을 하고 있으면 자신도 퇴근하지 않습니다. 과로하고 무리를 하고 있는 것입니다. 특히 요즘은 여성 관리직이 늘어나고 있는데, 상담하러 오는 직장 여성들은 부하 직원이 열심히 일하고 있기 때문에 퇴근하지 않는다든가 하는 것을 이유로 해서 자신에게 스트레스를 줍니다. 그래서 병에 걸리는 것입니다. 지시는 하지만 실제로 일을 하는 것은 부하 직원들이라는 정도의 감각으로 일에 임하지 않으면 스트레스로 자신의 몸을 망치게 됩니다.

편리한 생활로 느슨해진 사람도 요주의

그러면 일하지 않는 사람들은 몸이 괜찮을까요? 느슨하게 살고 있는 사람들 또한 의식적으로 근육을 사용하지 않으면 신체가 망가지는 것은 마찬가지입니다. 현대인들은 넓은 의미에서 기계화된 생활을 하고 있습니다. 주위에 온통 전기제품, 자동차 등 몸이 편하고 손을 덜 움직이는 환경으로 가득합니다. 밥을 지어도 옛날 같으면 장작을 패 불을 때서 가마솥에다 하였지만 지금은 전기밥솥을 사용하며, 청소기 등 전기제품이 사람의 노력을 대신하고 있습니다.

농업, 임업, 수산업 등의 1차 산업이 중심이던 한 시대 전까지만 하더라도 밭을 경작하거나 논밭을 유지하거나 토목 작업을 해도 곡괭이를 가지고 구멍을 파는 시대였으며 작업은 사람 손으로 했기 때문에 힘든 노동이었습니다. 그러므로 육체적으로 너무 힘들거나 영양분을 제대로 취할 수 없어서 빨리 죽음에 이르곤 했습니다. 그런 시대에는 너무 편안한 생활을 하여 병에 걸리는 사람은 극히 드물었습니다. 그런데 요즘 현대인들은 활동량은 매우 적어지고 있어 일부러 게을러지려 하지 않아도 운동 부족인 생활이 보통입니다. 그 결과 역설적이지만 오히려 편해서 질병에 걸리게 됩니다.

근육이 붙으면 뼈도 관절도 튼튼해진다

근육이라 하면 힘이 센 것을 상상할지 모르지만, 그것만은 아닙니다. 의식하지 못할 수 있지만, 우리가 하는 모든 동작은 근육과 관계하고 있습니다. 즉 일상의 행동거지는 중력을 거스르는 동작입니다. 서거나 걷거나 물건을 들어 올리는 동작도 중력을 거스르고 있습니다. 그런 행위에는 근육이 반드시 필요합니다. 또한 움직이려면 에너지가 필요합니다. 그 에너지를 옮기는 혈류도 중요합니다. 그러므로 근육은 대사 에너지나 혈액순환과도 깊이 관계하고 있습니다.

다세포생물의 진화에서 보면 근육과 뼈는 상륙하고 나서 중력을 거슬러 신체를 떠받치기 위해 함께 진화해 왔습니다. 즉 근육과 뼈는 일체가 되어 있는 것입니다. 그래서 근육만 발달하고 뼈가 약해지는 상태는 없습니다. 근육이 붙으면 뼈도 튼튼해집니다. 병행하고 있는 것입니다. 관절도 같은 계열에 들어가 있습니다. 관절로 연결되어 있는 뼈와 뼈에 근육이 탄탄하게 붙어 있으면 반드시 관절도 튼튼해집니다. 뼈와 관절, 근육은 연동하여 튼튼함을 유지하고 있는 것입니다.

관절이 나쁜 사람은 대개 근육도 약합니다. 가장 많은 것은 변형성 무릎 관절증입니다. 젊을 때의 운동부족은 비만을 염려해야 하는 정도의 것이지만, 중년 이후의 운동부족은 신체를 지탱하는 기관에 장애를 일으키는 원인이 됩니다. 아마도 운동부족이라기보다 체중 때문에 몸이 무거우면 귀찮아 걷지 않게 될 것입니다. 그래서 어쩌다 걸으면 약한 근육과 관절에 부담이 가해져 변형성 무릎 관절증이 됩니다. 그렇게 되면 점차 통증이 심해져 움직이지 못하게 됩니다. 이렇듯 악순환이 되풀이되기 시작합니다.

지금은 별로 움직이지 않고도 생활을 할 수 있지만, 그런 생활에서 벗어나 의식적으로 운동하지 않으면 신체의 기능이 약해져 여러 가지 장애가 생깁니다. 근력과 뼈가 약해지면 우선 똑바른 자세를 유지할 수 없게 되어 여러 가지 뒤틀림이 생깁니다. 그 뒤틀림이 얼굴까지 이르면 이가 제대로 맞물리지 않게 됩니다. 마지막에는 맞무는 힘마저 없어져 버립니다.

자리에 눕게 되면 '죽음'으로 향한다

인간도 동물이기 때문에 신체를 움직여 근육을 사용하지 않으면 신체의 기능을 유지할 수 없습니다. 그러므로 자리에 눕게 되면 대부분의 기능이 저하돼 버립니다. 근육이 약해지는 것만이 아닙니다. 관절의 움직임도 뜻대로 되지 않고 뼈도 약해지며 소화 흡수 기능도 약해집니다. 특히 고령자는 근육을 사용하지 않으면 신체, 즉 자율신경이 '인생의 막을 내린다'고 알아차리고 신체를 움직이지 않게 되는 시점인 저세상을 향해 내닫게 됩니다.

그러나 걷기나 체조 등 근육을 사용하는 노력을 80~90세가 되어도 하고 있으면 아직 인생의 막을 내리기에는 이르다고 생각하고 신체도 계속 움직이는 것입니다. 고령자가 자리에 누웠을 때 주의하지 않으면 안 되는 것이 골절입니다. 고인이 된 미우라 게이조(三浦敬三)는 90세를 넘어서도 히말라야 스키에 도전하는 등 노인답지 않은 노인이었으나, 골절하여 자리에 눕게 되자 버티지 못했습니다. 자리에 눕기 1년 전의 쇄골에 한번 골절이 생겼는데, 경추에도 골절이 생겨 목도 움직이지 못하게 되어 순식간에 노쇠해 버렸습니다. 그는 워낙 기초체력이 탄탄하여 그렇게 누웠어도 금방 나을 것 같았으나 101세의 고령이었기 때문에 자리에 눕게 되자 바로 약해진 것이라 생각합니다.

젊은 사람도 자리에 눕게 되면 약해집니다. 하물며 고령자가 넘어져 골절을 입어 자리에 눕게 되면 빨리 약해집니다. 약해져 갑자기 사망할 우려가 있습니다. 그러므로 고령자가 움직이지 않게 되면 큰일입니다. 젊다면 3개월간 누워 있었어도 다시 재활 운동을 하면 근육이나 뼈가 다시 튼튼해집니다. 그러나 고령자는 그렇게 되지 않습니다. 위축이 빠르기 때문에 3개월간 누워 있으면 회복하기가 매우 어렵습니다. 그러므로 골절에 각별히 주의해야 합니다.

의식적으로 신체를 움직이지 않으면 위험

20~30대에는 그다지 운동을 하지 않아도 지탱할 수 있는 것은 젊음 덕분입니다. 그런데 50~60대가 되어 신체를 움직이지 않으면 순식간에 기능이 저하하여 거의 움직이지 못하게 됩니다. 의식적으로 부지런히 신체를 움직이지 않으면 위험합니다.

정년퇴직하는 60~65세 무렵을 경계로 하여 신체를 움직이는 노력을 하지 않으면 건강은 유지되지 않습니다. 일할 만큼 일을 했으니 조금은 쉬고 싶다는 생각이 들면 갑자기 늙어 버립니다. 하지만 젊었을 때와 마찬가지로 변함없이 꾸준히 움직이고 있는 사람은 65세나 75세에도 발랄하게 살아갑니다. 75세에도 65세 정도밖에 보이지 않는 사람이 있습니다. 그런 사람은 조그만 규모로 밭농사를 하거나 집안일을 하거나 산보나 체조에 정성을 쏟는 사람입니다. 반대로 집안에 머물러만 있는 사람은 신체뿐만 아니라 머리도 우둔해져 치매에 걸릴 확률이 높습니다. 그러므로 신체를 움직이는 것은 젊은이의 특권이라고 생각하는 것은 잘못입니다. 50대가 된 사람이야말로 신체를 움직일 필요가 있는 것입니다. 고령자에게 염려되는 골다공증과 치매는 신체와 머리를 사용하지 않아서 생기는 질병입니다. 약으로 치료할 수 있기는 하지만 부작용이 더 많습니다.

근육에서 발생한 열이
활력을 만든다

근육으로부터의 발열 에너지가 활력의 바탕

건강한 노인은 활동이 활발합니다. 건강하기 때문에 움직이고 있는 것이 아니라 신체를 움직이고 있기 때문에 건강한 것입니다. 신체를 움직여 근육을 사용하면 대사를 높여 열이 납니다. 이 발열 에너지가 활력의 바탕인 것입니다. 물론 젊은 사람들처럼 격렬한 운동을 할 필요는 없습니다. 육체적인 수준은 아무래도 젊은 사람들보다는 떨어져 있을 것입니다. 하지만 그동안 들어 두었던 여러 가지 지식을 동원하여 조금만 연구하면 자신에게 맞는 운동을 찾을 수 있을 것입니다.

최근 들어 운동부족으로 뚱뚱한 어린이들에게 ADHDAttention Deficit Hyperactivity Disorder(주의력결핍 과잉행동 장애)가 많은 이유가 밝혀졌습니다. 많이 움직임으로써 과잉된 에너지를 소비하고 있었던 것입니다. 그들의 과잉행동이 사실은 스스로 몸을 지키는 현상이라고 생각하면 과잉된 에너지를 체계적인 운동에 쏟도록 도와줘야 합니다. 그러면 ADHD도 치료가 가능할 것입니다.

근육을 사용한 활동에는 수면이 중요

활동하려면 수면이 중요합니다. 수면은 발열과 마찬가지로 신체를 움직이는 방법과 깊은 관계가 있습니다. 우리들은 근육을 사용한 후에 기분 좋은 피로감이 찾아와 대개 휴식해야 하는 상태가 되고 밤에는 숙면을 취하게끔 진화했습니다. 운동을 한 후 피로한 상태에서 의자에 앉았을 때 신체를 움직이지 않고 의자에 앉았을 때는 몰랐던 근육이 이완되는 안락함을 느낄 수 있습니다. 운동하느라 중력을 거슬러 움직였던 근육이 중력의 힘으로부터 해방되고 있는 것입니다. 앉거나 누웠을 때의 안락감은 중력의 힘으로부터 해방되어 그때까지 사용하던 근육의 긴장이 풀리기 때문입니다. 그리고 맥박이 느려지면서 숙면을 취할 수 있는 진정 평온한 몸의 상태가 만들어집니다.

이런 몸의 리듬을 익히려면 일찍 자고 일찍 일어나는 습관이 중요합니다. 충분히 잠을 자고 잠자리에서 일어나 1시간 정도 산보를 하거나 체조를 하면 기분 좋은 하루가 시작됩니다. 수면을 충분히 취하면 만족스러움을 느끼며 활동하고 싶어지는 것이 인간의 몸입니다.

근육을 사용하면 피로해지고, 그 피로를 풀기 위해 숙면을 취하며, 다시 다음날 활동한다는 리듬 있는 생활이 몸의 일정한 체온을 유지하고 활동이 가능한 컨디션을 만들어 줍니다.

밤늦게까지 자지 않고 늦게 일어나는 사람들은 잠이 부족하기 때문에 몸을 움직여야 하는 낮 시간에 제대로 활동할 수가 없습니다. 그리고 반대로 휴식을 취해야 하는 밤시간에 도리어 몸을 움직여서 몸의 리듬을 깨는 생활을 합니다.

기력이 솟지 않을 때는 목욕과 아침 햇빛이 효과적

나이가 들어감에 따라 몸을 움직이는 것이 귀찮아지지만, 스스로 자신의 몸을 지키려면 부지런히 움직이는 노력을 하는 것이 웬만한 약보다 효과가 있습니다.

아무래도 기력이 솟지 않는 사람은 느긋하게 목욕을 하여 혈행을 좋게 하는 것도 괜찮습니다. 또 아침 햇볕을 쬐는 것도 한 방법입니다. 옛날 노인들은 아침 해를 향해 절을 하기도 했는데, 종교관도 담겨 있었겠지만 의학적으로도 의미가 있습니다. 오감이 자극되면 교감신경이 긴장을 하는데 그 중에서도 눈이 빛을 받을 때 가장 긴장합니다. 컴퓨터를 장시간 계속 보고 있으면 피로를 불러오는데 시각을 지나치게 사용했기 때문입니다. 그럴 때는 혈압이 무시무시하게 올라갑니다.

신체를 움직이지 않아도 빛을 쬐는 것만으로 시각이 활동하므로, 교감신경이 긴장하는 것입니다. 그러므로 아침 햇볕에 신체를 쬐는 것만으로 몸이 활동을 준비할 수 있는 상태로 만들어주는 셈입니다.

고령자이기 때문에
오히려 강하다

고령자의 질병은 조용히 진행된다

젊을 때는 의욕이 있고 무엇이든 하고자 하여 몸을 많이 움직이고 피로해지면 잠을 푹 잘 수 있었습니다. 활동 영역이 넓은 것입니다. 그러나 고령자는 활동 영역이 작기 때문에 몸의 리듬의 폭도 작아 변화에 대한 반응도 둔해집니다. 그렇기 때문에 질병의 증상도 자신은 느끼지 못한 채 아주 조용히 진행되는 경우가 대부분입니다.

실제로 나이가 들면 암의 진행 속도도 느려집니다. 그렇게 생각하면 사실 급하게 치료하지 않아도 좋을 텐데, 요즘은 80세가량의 노인에게도 항암제를 사용하는 경우가 있습니다. 요즘 의사들은 몸에 좋은 식사를 하도록 하면서 상태를 지켜보려고 하지 않습니다. 약을 사용하면 고령자는 약하기 때문에 순식간에 상태가 나빠지므로 그런 점을 잘 생각하고 치료를 받도록 하는 것이 좋을 것입니다.

한편, 심한 스트레스가 더해지면 젊은 사람들보다 저항력이 모자라기 때문에 약하다고도 할 수 있습니다. 이렇듯 노인들은 약하다고도 할 수 있으나 어떤 면에서는 강하다고 할 수도 있는 것입니다.

본래는 나이를 먹으면 점차 사물에 동요하지 않게 되므로 스트레스에서 쉽사리 피할 수 있을 것도 같지만, 주위를 살펴보면 꼭 그렇지만은 않은 듯합니다. 고민이 많은 사람은 나이를 먹어도 고민하고 있습니다. 바뀌지 않는 것입니다.

특히 신체의 반응은 나이를 먹는다 해도 바뀌지 않는 것 같습니다. 이전과 마찬가지로 반응하여 똑같은 실패를 되풀이하고 있습니다. 사람은 모두 다양하지만 병에 걸리면 그것을 되풀이할 필요가 있다고 생각합니다.

일부러 활동 범위를 좁히지 말 것

무엇보다도 '나이에는 장사 없다'고 체념하는 것은 좋지 않습니다. 그런 말을 하는 사람은 자신의 활동 저하를 나이 탓으로 돌려 현실을 차차 받아들이게 됩니다. 무릎 통증도 나이 때문이라고 단정하고 활동력을 줄이게 됩니다. 그런 가운데 나이가 들면 점차 신체 능력이 떨어지는 것을 당연하게 받아들일 위험성이 있습니다.

그러나 인간이 생각하는 힘이 있다 하더라도 동물이기 때문에 근육을 사용하지 않으면 신체 능력은 유지되지 않습니다. 근력뿐만 아니라 여러 가지 생명을 유지하는 활동까지 영향을 받습니다. 그때 약에 의존하는 생활을 시작하면 모든 질병을 떠안게돼 버립니다. 약을 사용해 신체 활동을 조절할 수 있을 정도로 생명의 메커니즘은 간단하지 않습니다. 건강하게 살아가기 위해서는 좀 더 현명해져야겠습니다.

4장
약이 필요없는
스스로 치료법

오늘 하루도 감사합니다. 내일도 잘 부탁합니다.
눈에 보이지 않는 이런 존재에 감사하는 마음이
질병의 원인을 사라지게 합니다.

잘못된 생활 방식을 바꾸면
질병은 낫는다

생활을 유지하는 직업이나 가사를 포함하는 생활습관

요즘 현미가 좋다느니 미네랄을 먹지 말라느니 물이 중요하다는 등의 정보가 주위에 넘쳐나고 있습니다. 의사는 반드시 산보 등의 운동을 하라고 조언하지요. 물론 질병 치료나 예방은 그러한 것들과 깊은 관련이 있습니다. 하지만 음식이나 운동에만 신경을 쓰면 병에 걸린 본질적인 이유를 보지 못하는 수가 있습니다. 음식과 운동은 성인병의 원인 중 극히 일부를 차지합니다. 성인병은 직장 혹은 가정에서의 생활과 더 깊은 관계가 있습니다. 그것을 빼놓으면 성인병을 이야기할 수 없습니다. 성인병의 본질은 생활 방식과 사고방식에 있음을 간파할 필요가 있습니다.

아마도 자연 현상을 포함하여 심신의 활동을 조절하는 자율신경의 반응에 따른 치료법이 만들어져야 할 것입니다. 자율신경은 우리들의 의식과 관계없이 생활 방식에 맞추어 몸의 상태를 조절하기 때문입니다. 자율신경은 심장, 위 등의 여러 내장 기관에만 관여하는 것이 아닙니다.

자율신경의 균형이 무너지면 고통스러운 증상이 나타난다

자율신경에는 교감신경과 부교감신경이 있으며, 두 가지는 시소처럼 균형을 취하면서 우리의 몸 상태를 정리해 줍니다. 예컨대 일을 하고 있을 때는 교감신경이 긴장하여 심장 활동을 높이고 혈관을 수축시켜 혈압을 올리며 소화관의 작용을 중지해 신체를 활동하는 상태로 정리해 줍니다. 그런데 이러한 자율신경의 작용에도 적응할 수 있는 범위가 있으며 한도를 넘으면 파탄에 이릅니다.

심장도 혈관도 오래 지속되는 부담에는 견디지 못합니다. 무리하여 일을 하면 교감신경의 긴장 상태에서 고통스러운 증상이 나타납니다. 반대로 충분히 사용하지 않으면 부교감신경의 과잉 때문에 오는 질병이 나타나게 됩니다.

다르게 이야기하면 과로하거나 지나치게 긴장하거나 그 반대로 너무 이완되어 있어도 병에 걸리기 때문에 자신의 생활 방식을 되돌아볼 필요가 있습니다. 그리고 나서 식사와 운동을 어떻게 할지를 생각하는 것이 좋습니다. 여기서는 생활 방식이 잘못되었기 때문에 일어나는 것이 성인병이라는 사실을 깨닫는 것이 중요합니다.

낮에는 꾸준히 활동하고 밤에는 숙면을 취하는 생활습관이 가장 이상적입니다. 낮의 흥분 상태를 밤까지 지속시키면 쉽게 잠들지 못합니다. 맥박도 빨라지고 혈압도 높아진 그대로이기 때문입니다. 그 반대로 낮에 활동을 하지 않아 전혀 피로하지 않거나, 나이가 들면 하루 종일 따분하게 꾸벅꾸벅 졸고 있는 사람이 있습니다. 그런 사람도 에너지를 전혀 사용하지 않았기 때문에 부교감신경 반사가 일어나지 않아 밤에 잠이 오지 않습니다. 이처럼 교감신경이나 부교감신경에 치우친 극단적인 생활 방식을 취하고 있으면 고통스러운 증상이 나타납니다. 그래서 리듬 있는 생활이 중요한 것입니다.

저체온도 양극단일 때 나타나는 증상입니다. 지나치게 몸이 무리를 하면 혈관이 수축하여 저체온이 됩니다. 느슨해져 있으면 혈관이 열려 원기가 없어지고 근육에서 열이 나지 않으므로 저체온이 됩니다.

우울병에 걸린 사람의 몸은 교감신경 긴장의 세계로 들어가기 쉬워서 심하게 흥분하면 고통스러워져 자살을 하기에 이르는 경우도 생깁니다. 그렇지만 모두에게 무시당하거나 자신감을 잃어 점차 기분이 가라앉는 경우도 있습니다. 같은 우울병인데도 부교감신경이 활동하게끔 습관을 들였기 때문입니다.

내 몸의 자율신경

고통스러운 증상은 어느 쪽이든 양극단일 때 나타납니다. 교감신경이나 부교감신경 중 한 쪽에 극단적으로 치우쳐 활동이 일어나게 되면 질병이 발생하는 것입니다.

여기에서 현대인의 활동 방식을 생각하지 않을 수 없습니다. 노동량만 비교해도 40~50년 전엔 기계화 전 단계였으므로 육체노동의 비중이 컸지만, 요즘은 경쟁 사회인 데다 장시간 정신노동과 인간관계의 스트레스가 가중되고 있습니다. 스트레스의 내용이 바뀌고 있는 것입니다. 특히 매우 민감한 성격을 가진 사람은 무리를 거듭하여 교감신경 긴장 상태가 원인이 되는 질병을 많이 앓을 수 있습니다.

그런가하면 반대로 요즘은 모든 것이 풍요로워져 적당히 움직여도 생활이 가능하게 되었고, 지나치게 편안해 건강이 파탄에 이르게 되기도 합니다. 과거에는 경험할 수 없었던 질병의 원인입니다. 그런 생활 방식에 의해 질병을 얻는 경우가 전체 질병의 원인 중 20% 정도를 차지한다고 봅니다. 그러므로 어떤 좋지 않은 증상이 나타났을 때 자신이 어떤 극단으로 치우쳐 있는지를 생각지 않으면 치료 방법을 잘못 찾을 수도 있습니다.

정확한 원인을 알아야 병을 치료한다

예방이나 치료를 위해 식사가 중요하다고 아무리 강조해도, 소화관은 부교감신경의 조절을 받아 활동하기 때문에, 교감신경의 긴장상태가 계속되는 생활 방식은 소화능력을 떨어뜨리는 결과를 가져옵니다. 이렇게 음식에 대한 의욕이나 맛에 대한 감각이 약해져 있는 상태가 오래되어 소화장기가 제 기능을 못하게 되면 변비가 됩니다. 소화관이 제대로 움직이지 않다 보면 정작 음식물이 들어와도 재빨리 활동할 수가 없는 것이지요.

그러므로 먹는 일은 무리를 한 사람들이 자신을 되돌아볼 때의 중요한 기준이 된다고 말할 수 있을 것입니다. 누구라도 한결같이 좋은 것을 먹고 운동하면 예방과 치료가 되는 것은 아닙니다. 어떤 생활 방식에 의해 건강이 파탄되어 가는지를 파악하지 않으면 치료할 수가 없습니다.

파탄의 원인이 무엇이든 치료 방법은 정반대가 됩니다. 태평스러운 생활이 보장되어 있는 어린이들이나 노인은 부교감신경우위가 과잉돼 있어 피로하기 쉽고 밤에 잠이 오지 않으며 신체가 차가운 증상이 생깁니다. 그런 사람들은 약에 의존하지 말고 균형 잡힌 식사와 신체를 움직이는 운동을 하면 질병도 고통스러운 증상도 낫습니다. 그러나 장시간 노동을 하여 무리하는 사람에게 운동을 권하면 신체는 틀림없이 파탄 지경에 이릅니다.

무엇보다 과로를 중지하고 휴식 시간을 만들지 않으면 질병은 낫지 않습니다. 그렇지 않으면 일하는 시간을 줄이고 그 시간에 운동하도록 시간 배분을 하면 좋을 것입니다. 오래도록 힘들게 일해 온 사람에게는 신체를 쉬게 하는 감각도 필요합니다.

교감신경 긴장 상태에 치우쳐 있는 몸의 상태를 부교감신경

우위 쪽으로 돌리는 것이 가장 효과적인 약입니다. 지금까지와 같이 일을 그대로 하면서 의사의 처방을 받은 약을 먹고 증상을 억누르면 병은 점점 더 낫기 어려워집니다. 생활 방식의 무리 혹은 지나친 편안함 때문에 병에 걸려 있다고 이해하지 않는 한 만성 질환, 즉 성인병은 낫지 않습니다. 최근에 주목되고 있는 메타볼릭 신드롬Metabolic syndrome(대사증후군)도 많이 먹으면서 많이 움직이지 않는 데서 일어나는 질환입니다.

성인병의 원인은 대부분이 '과로'

그런데 현대의 성인병 의료는 담배나 술, 식사나 운동에 관해서는 세세하게 조언하지만 무리한 생활 방식, 특히 과로에 대해서는 거의 언급하지 않습니다. 과로가 병의 가장 큰 원인이므로 일을 좀 더 줄이라고 하든가 그만두라고 하는 의사는 많지 않습니다. 의사가 그런 말까지 하는 것은 월권 행위라는 암묵의 양해가 있을지 모르겠으나, 노동을 미덕이라고 생각하고 있기 때문이라고 최근에 저는 생각하게 되었습니다.

경제가 어려웠던 이전 시대는 근면함이 미덕이었습니다. 건강에 관한 책 《양생훈(養生訓)》을 쓴 가이바라 에키켄(貝原益軒)은 건강에 관한 지침이나 이야기를 남겼는데, 식사는 복팔분으로 하고, 밤에는 일을 하지 말라고 하였으나 일하는 방법에 관해서는 언급하지 않았습니다. 그렇기 때문에 의사는 과로하여 병에 걸릴 위험이 있는 사람에게 적절한 조언을 못 했던 것이 아닐까 하는 생각이 듭니다.

그러나 그래서는 병이 낫지 않습니다. 암을 포함한 성인병의 가장 큰 원인은 과로입니다. 그런데 암센터가 정한 '암을 예방하는 12조항'에는 식물섬유가 풍부한 음식을 먹고, 자외선을 쬐지 말며, 속옷을 청결하게 입으라는 등의 방법들을 소개하고 있으나 무리하게 일하지 말라는 말은 없습니다. 스트레스가 항목에 들어 있긴 하지만 장시간의 노동이 위험하다는 이야기는 없으니 말입니다.

복팔분 '복팔분(腹八分)'은 배의 80%만 채우라는 의미로 배 부르지 않게, 약간 모자라게 먹으라는 말이다. '소식(小食)'과 비슷한 의미로 쓰이는데, 일본에서는 소식이 체질개선은 물론 다이어트에도 효과가 있으며 장수의 비결이라고 생각한다.

자율신경을 축으로 하는 면역학 측면에서 생각하면 과로도 지나친 편안함도 병에 걸린다는 의학적 견해입니다. 즉 교감신경과 부교감신경이 극단적으로 치우친 생활이 병의 원인입니다. 그러므로 생활 방식을 바꾸면 질병은 낫는다고 이야기하고 있는 것입니다.

자연에 입각한
생활 방식이 핵심이다

이미 가진 기능을 적당하게 사용하는 것이 건강을 위한 길

결국 대부분의 병, 특히 성인병은 진화로 갖추어진 기능을 잘 사용하지 않기 때문에 발생합니다. 몸을 지나치게 사용해도, 사용하지 않아도 병이 됩니다. 인간답게 살고 있으면 병에 걸리지 않지만, 그 '인간답게'란 것이 어렵습니다. 모두 독특한 개성을 가지고 있어 무엇에 열중하는 것이나 살아가는 방법이 모두 제각각입니다. 뜻을 끝까지 관철하는 사람은 버티어 나가고, 귀찮아하는 사람은 번거로워합니다. 그런데 밤낮에 상관없이 일하고자 생각하면 밝은 빛이 있습니다. 또 편안하고 싶으면 마음껏 편안할 수 있습니다. 현대인으로서 자율신경의 원칙을 깨는 생활 방식이 당연하게 받아들여지고 있으므로 문제가 되는 것입니다.

진화로 얻은 근육을 사용하지 않는 것이 문제

그 중에서도 진화로 얻은 근육을 거의 사용하지 않는 생활이 문제입니다. 인간은 중력을 거슬러 활동할 수 있도록 근육이 잘 발달되어 있습니다. 근육을 사용해 주지 않으면 발열이 일어나지 않아 저체온이 됩니다. 그렇게 되면 필요한 대사 에너지가 얻어지지 않기 때문에 중력을 거슬러 움직일 수 없게 됩니다. 특별히 게으른 것이 아니더라도 사회는 사람의 몸을 파탄의 길로 가도록 만들고 있습니다.

다행히 많은 사람들이 어렴풋이 느끼고 있기 때문인지, 피트니스클럽 등 근력을 단련하는 스포츠 시설이 많아지고 있습니다. 그렇지만 무작정 근력을 단련한다고 좋은 것은 아닙니다. 근육이 울퉁불퉁하도록 단련을 하면 그것을 유지하기 위해 산소가 필요하고 몸속에 산소가 많이 들어오면 교감신경이 긴장 상태가 되므로 신체에 나쁜 영향을 끼칠 수도 있습니다.

옛날처럼 사람의 손으로 모내기를 하거나 밭을 경작하거나 하여 근육을 사용하고 있다면 따로 운동하지 않아도 됩니다. 그런데 가사를 비롯하여 대부분의 노력을 기계가 대신해 가고 있습니다. 그러므로 따로 의식하여 근육을 사용하는 운동을 하지 않으면 안 되는 것입니다.

우리 몸은 진화로 얻은 것을 사용해 주지 않으면 바로 약해져 버립니다. 운동은 진화로 얻은 기능을 사용하여 신체를 유지하기 위한 근육을 쓸모 있는 수준까지 끌어올리고 있는 것입니다. 스포츠 선수 같은 신체를 만드는 것이 아니라 생활하는 데 필요한 활동을 유지하기 위해 운동을 해야 합니다. 즉 인간다운 생활을 하고 있으면 병에 걸리지 않습니다.

조몬(繩文) 시대의 생활 방식에 힌트가 있다

저는 그 힌트가 조몬 시대에 있다고 생각하고 있습니다. 구석기 시대도 알면 좋겠지만, 그것까지는 상상할 수 없으므로 조몬 시대의 생활 모습을 돌아보는 것입니다.

벼농사를 시작한 야요이(彌生) 시대가 현대사회의 시초가 아닌가 생각됩니다. 그 무렵부터 부의 축적이 시작되고 가혹한 중노동이 생기기 시작했으니까요. 그런데 야요이 시대 이전, 1만 년 정도 전에 계속되었다고 생각되는 조몬 시대는 어디까지나 자연에 적응하고자 하는 생활 방식이었던 것 같습니다. 자연의 활동에 순응하여 살아갔다고 생각해도 좋을 것입니다.

폭풍이 심한 날은 기분이 가라앉습니다. 저기압이기 때문에 산소가 희박해지므로 맥박이 느려지고 활동이 둔해집니다. 그럴 때는 자율신경으로부터 쉬라는 지령이 신체에 오므로 맥박이 느려지는 것입니다. 그렇지만 현대 사회는 폭풍 등도 상관치 않고 일합니다. 전깃불이 있기 때문이죠. 하지만 무리하면 탈락자가 나옵니다. 겨울은 오랜 기간에 걸쳐 저기압이기 때문에 기분이 가라앉습니다. 그럴 때 무리하여 일을 하면 우울증 등 마음의 병이 많이 발생합니다. 그 정도로 신체는 자연의 영향을 크게 받고 있습니다.

조몬 시대와 야요이 시대　일본 야요이 시대(기원전 3세기~서기 3세기)는 일본에서 벼농사가 시작되고 동이나 철 등의 금속기가 사용된 시기이다. 그리고 토기 제작에서의 물레 사용 등으로 조몬 시대와는 문화적으로 크게 변모된 시기였다. '야요이'라는 명칭은 1884년 이 문화의 유물이 처음 발견된 도쿄의 지명에서 유래했다. 조몬 시대는 구석기 시대 이후 약 1만여년까지의 기간을 말한다. 이 시대의 특징은 수렵에 활과 화살을 사용하기 시작했다는 점이다. 그만큼 사냥활동이 활발했을 것이며 움직임도 더 많아졌을 것이다.

한편 날씨가 좋아지면 나무 열매나 산나물을 캐러 갔을 것입니다. 혹은 물고기를 잡으러 가거나 사냥을 하러 산과 들을 돌아다녔을 것입니다. 이 같은 생활 방식은 자연에 어떻게 적응하는지를 보여주는 생활 모습입니다.

그런 의미에서 저는 '인간다운'의 생활 방식, 바꾸어 말하면 자연에 입각한 생활 방식에 핵심이 있다고 생각합니다. 물론 현대인이 조몬 시대의 생활로 돌아가는 것은 불가능합니다. 다만 조몬 시대의 생활에서 인간답게 활동하는 지혜를 얻을 수 있을 것입니다.

지금은 피트니스클럽에서 의식적으로 운동하지 않으면 건강이 유지되지 않겠지만, 조몬 시대는 나무에 오르거나 길 없는 산과 들을 돌아다니며 음식을 구하였으므로 피트니스클럽에 갈 필요 없이 근육을 골고루 사용하였습니다.

관절의 가동성을 의식해 운동한다

관절의 가동성을 상상해 봅시다. 인간은 관절의 움직임이 넓어 회전하는 동작을 할 수 있습니다. 그것이 인간의 특징이며 영장류의 세계입니다. 말은 뒤로는 발을 찰 수 있지만 옆으로는 차지 못합니다. 관절의 움직임이 좁기 때문입니다.

우리들은 손이나 발, 목을 돌릴 수 있는데 그런 동작은 관절과 관절을 연결하는 가는 근육이 지지하고 있습니다. 그렇기 때문에 근육의 능력을 충분히 사용하여 늘 향상시키지 않으면, 가는 근육이 퇴화하여 목이 돌아가지 않게 되거나 손을 들어 놀리지 못하게 돼 버립니다. 조몬 시대의 생활에서는 몸의 근육으로 자연의 지형이나 동식물을 능숙하게 다루었으므로 그런 염려를 하지 않아도 좋았습니다. 피트니스의 운동과는 다릅니다.

지금 조몬 시대 때처럼 몸의 근육을 사용하고 싶다면 걷기 운동을 할 때 목이나 어깨의 운동, 신체의 관절을 돌리는 체조를 곁들이면 되며 그러면 모든 근육을 사용할 수 있습니다. 손목을 돌리거나 입을 벌리거나 혀를 내밀거나, 눈 주위에도 섬세한 근육이 많으니 그것들도 사용해 줍니다.

의학적으로 말하면 관절은 제2의 골수라고도 할 수 있는 혈구세포를 만드는 기관입니다. 교감신경의 긴장이 계속되면 관절은 딱딱해져 움직임이 바빠지지만, 접골사(接骨師)는 관절의 가동성을 보면 질병의 정도를 안다고 합니다. 잘못된 생활 방식으로 인한 자율신경의 불균형 현상은 즉시 관절에 영향을 주는 것입니다. 그러므로 운동할 때는 관절을 배려하여 움직여야 합니다.

건 강 생 활 을 약 속 하 는
운 동 의 가 치

운동은 걷기와 체조부터

림프구를 중심으로 한 면역 활동과 운동은 밀접하게 관계하고 있습니다. 그것을 연결하는 것이 체온과 혈류입니다. 면역 활동이 정상적인 사람은 반드시 혈행이 좋고 변통도 좋습니다. 신체의 여러 가지 기본적인 활동이 정리되어 있는 것입니다. 그것이 파탄되어 있는 사람은 변비 경향이 있으며 안색이 나빠 저체온이 되기 쉽습니다. 면역, 림프구의 세계는 순환과 결부되어 있어서 체온이 순환을 돕고 있기 때문입니다.

체온을 유지하려면 근육으로부터의 발열이 중요한데 운동은 근육으로부터의 발열을 촉진하고 혈행을 좋게 하는 작업입니다. 특히 현대인은 신체를 움직이는 노동을 잘 안 하므로 의식적으로 근육을 사용하는 운동을 건강을 유지하기 위해 반드시 해야겠습니다. 지나치게 편안해 병에 걸려 있는 사람은 근육을 거의 사용하지 않는 생활을 하고 있기 때문입니다. 그런 사람은 운동하면 병이 낫습니다.

우리들의 근육 가운데 가장 발달해 있는 것은 하반신과 허리이므로 허리까지 움직이는 걷기 운동이 제일 좋을 것입니다. 거기에 목이나 어깨 등 모든 근육을 사용하도록 체조를 덧붙이면 신체도 부드러워지고 저체온도 해소할 수 있습니다. 50~60세가 되면 점차 발만으로 사뿐히 걷는 사람이 있는데 등뼈나 허리를 지탱하는 근력을 사용하지 않기 때문에 몸이 약해질 수 있습니다.

가능하면 걷는 방법도 신체 전체를 사용하여 반동을 붙여 걷도록 하면 모든 근육을 사용하는 운동이 됩니다. 상체를 움직이지 않고 발만으로 걷는 걷기 운동은 효과가 없을뿐더러 몸이 망가지는 첫 걸음이 됩니다.

근육을 사용하면 스트레스에도 강해진다

근육을 제대로 사용하면 다소 무리를 해도 피로하지 않고 스트레스가 되지 않습니다. 신체를 단련하여 심장의 근육이 발달해 있으면 약간 무리해도 심장에 큰 영향을 주지 않습니다. 그런데 운동부족으로 근력이 저하되어 있는 사람은 조금만 움직여도 바로 피로해지고 스트레스를 받기 쉬워집니다. 같은 스트레스라도 신체가 단련되어 있는 사람과는 전혀 다릅니다.

물론 신체를 꾸준히 단련하고 있는 사람이라도 한계를 넘어 무리하면 병에 걸리지만, 별로 강한 스트레스나 무리를 하지 않는 데도 병에 걸리는 사람이 있습니다. 나태하게 지내는 노인이나 어린이 가운데 그런 사람이 많은 것 같습니다. 보통 사람이었다면 대단한 스트레스라고 느끼지 않는 원인에도 부교감신경에 치우친 생활을 하고 있는 사람들은 스트레스가 돼 버리는 것입니다.

그런 아슬아슬한 능력으로 살아가고 있는 사람들은 운동을 함으로써 자신의 적응력을 유지하여 예비력을 축적해야 합니다. 보통 사람은 맥박이 1분에 70 정도입니다. 하지만 스포츠를 하고 있는 사람은 40이나 50 정도라도 괜찮습니다. 즉 예비력이 뛰어난 사람은 보통 사람의 30% 정도 적은 맥박으로 살아갈 수 있습니다. 그런 능력이 높은 사람은 웬만큼 무리하거나 스트레스가 생겨도 충분히 물리칠 수 있습니다.

스트레스에 견디는 예비력을 만든다

말하자면 성인병은 본래 사용해야 하는 여러 가지 기능이 한계에 다다라서 조금 무리하거나 이따금 과잉된 스트레스를 받을 때 견디지 못하고 발생합니다. 그러므로 평소에 걷기 등의 운동으로 스트레스에 견디는 적응력을 길러 두는 것이 좋습니다. 성인병을 치료하는 데는 생활 방식을 개선하는 것이 가장 좋은 치료이지만, 그전에 무리해서라도 예비력을 기르는 운동을 하는 것이 중요합니다.

예컨대 네프로제Nephrose라는 병이 있습니다. 원인 불명이라고 하지만, 그 원인은 스트레스일 확률이 높습니다. 아주 편안하게 살아가던 사람이 보통은 스트레스를 느끼지 않을 것 같은 사건에도 갑자기 스트레스를 받아 발생해 버립니다. 예를 들어 동료에게 상처를 받거나 하면 과민하게 반응해 스트레스를 느끼는 것입니다.

네프로제는 신장의 혈관으로부터 단백질이 흘러나오는 질병입니다. 매우 심할 때는 적혈구가 흘러나와 피 섞인 소변이 나옵니다. 우리의 조직은 스트레스를 받으면 진화하기 이전의 형태로 돌아가게 되어 있습니다. 그런데 네프로제에 걸리면 스트레스에 의해 신장의 혈관이 진화하기 전의 매크로파지로 돌아가기 때문에 혈관내피세포의 결합이 벗겨져 피가 나기 시작합니다. 그러므로 네프로제에 걸리면 쉬는 것이 기본이며, 많은 약을 사용하면 더 위험해질 수 있습니다.

마음과 근력은 연동하고 있다

부교감신경이 과도하게 활동하는 사람들은 과도한 정신적인 스트레스에 많은 영향을 받고 신체적 스트레스에 대해서도 과민하게 반응합니다. 그렇기 때문에 흥에 겨워 놀거나 조금이라도 심한 운동을 하면 그것이 스트레스가 돼 버립니다.

그런 사람들은 신체와 마음이 병립 관계에 있다는 것을 알아야 합니다. 우리 몸의 근력은 기력과 같이 움직이고 있습니다. 그러므로 기력을 분발시키고자 생각한다면 체조를 하여 근육을 사용하는 것이 가장 효과적입니다.

어떤 유명한 대학의 학장은 나이가 80이 넘었으나 매일 복근을 100번씩 빠짐없이 돌린다고 합니다. 그래서인지 나이보다 훨씬 젊어 보이고 눈도 밝으며 신체도 청년 같습니다. 복근 돌리기를 해 보면 알 수 있지만, 목 근육도 힘이 들어가 전신운동에 가깝습니다. 근력이 저하하고 등의 근육이 전혀 없는 사람이 기백이 넘칠 수는 없는 일입니다. 물론 마음을 단련하는 데도 근력 운동이 중요합니다.

운동은 자율신경의 좋은 리듬을 만든다

이제까지 심한 교감신경 긴장 상태는 스트레스를 받고 있는 자율신경의 편중됨에 의해 나타나는 것이며, 질병의 원인은 최종적으로 거기에 있다고 이야기해 왔습니다. 그것을 생각하면 운동이 신체에 좋다고 알고 있으면서도 운동의 효용에 대해 의문을 가질 수밖에 없습니다.

확실히 운동을 하고 있을 때는 맥박이 빨라지고 혈압이 올라갑니다. 좋다고 하는 심호흡도 산소를 엄청나게 들이마시기 때문에 활성산소가 방출되어 신체에 나쁜 것이 아닐까 생각될 수도 있습니다. 그런데 운동한 뒤에 기분이 좋다는 것을 체험한 사람은 알겠지만 그 뒤가 다릅니다. 신체를 움직인 뒤 쉬면 참된 휴식이 찾아와 부교감신경이 활동하는 것입니다.

직장에서 일을 마친 뒤 쉬는 것과 산보하여 땀을 흘리고 나서 쉬는 것은 맥박의 정도가 전혀 다릅니다. 산보한 후에 휴식을 취하면 맥이 내려갑니다. 기분 좋은 피로함이 남았을 때는 아주 느려집니다. 그래서 기분이 상쾌해집니다. 운동을 하고 있는 중에는 교감신경이 활동한다 하더라도 끝난 후에 틀림없이 부교감신경이 활동하기 때문에 숙면을 취할 수 있는 것입니다.

스포츠를 하고 있을 때는 몸이 힘들어도 그 후에 부교감신경 반사가 일어나 기분 좋은 피로와 진정한 휴식이 찾아옵니다. 산소를 충분히 들이마시면 신체는 산소가 더 이상 필요하지 않고 편안함이 필요하다고 하는 부교감신경 반사가 일어납니다. 그러한 기분을 위해 우리들은 운동이나 심호흡을 하고 있는 것입니다.

바꾸어 말하면, 자율신경의 균형이 맞지 않으면 병이 됩니다. 운동은 우리들 생활에 리듬을 만듦으로써 교감신경과 부교감신경의 균형을 가져다주고 있는 것입니다.

스스로 할 수 있는
컨디션 체크

검사 수치만으로는 신체 상태를 알 수 없다

현대의 진단은 검사가 주류입니다. 검사로 조사한다 하더라도 정교한 신체의 활동은 검사 수치만으로 설명할 수 있다고는 생각되지 않습니다. 앞에서 이야기한 후쿠다 미노루 씨의 예를 보더라도, 근육이 충분하지 않아 상태가 좋지 않은 경우에도 이상이 없다면서 돌려보내고 있습니다. 신체가 쉬 피로하고 근육이 순식간에 위축되고 있는 현실적인 증상만 문제 삼는 것입니다.

꼼꼼하게 문진하면 병을 알 수 있을 것입니다. 언제부터 상태가 나빠졌는지 물을 것이 아니라 병이 되기 전의 생활 상태를 물으면 병이 되기 전에 심한 마음의 고통을 겪었다든가 밤에도 잠자지 않고 일을 하였던 일상생활의 이상을 틀림없이 찾아낼 수 있을 것입니다.

아무리 검사를 해도 이상이 없는데 상태가 나쁘다는 사람은 많으리라고 생각합니다. 검사는 특정 항목을 선택하게 되므로 한계가 있습니다. 예컨대 검사 항목 수를 20에서 50으로, 아니면 100개로 늘려도 생명의 불가사의를 알 수 있는 것은 아닙니다. 그렇다고 범위를 정하지 않고 한없이 많은 검사를 하게 되면, 그 데이터를 읽는 것만도 벅차게 됩니다.

그러므로 적당히 타협하여 그럴듯하게 진단하고 치료하고 있다고 해도 좋을 것입니다. 검사라고 하면 과학적으로 들리지만 극히 편협한 과학입니다.

그런데 현재의 의학은 조기 검진, 조기 치료를 장려하고 있습니다. 검진 자체는 좋은 것이지만 성인병에 속하는 만성병은 그 후의 치료가 잘못되었다고 생각되므로 그다지 권하고 싶지 않습니다. 저 자신은 정기검진을 받지 않습니다. 그래서는 불안하다는 사람은 혈압과 혈당치, 백혈구의 총수, 과립구와 림프구의 비율 정도를 알아보는 것으로 충분할 것입니다.

스스로 할 수 있는 컨디션 체크 4가지

저는 검진보다 평소에 자신의 컨디션을 스스로 아는 습관을 들이는 것이 중요하다고 생각합니다. 다음 네 가지 사항을 중점으로 신체의 소리에 귀를 기울여 보십시오.

● **안색** 예로부터 안색이 좋고 나쁨은 건강의 거울이었습니다. 의학이 아무리 진보해도 그것은 변하지 않았습니다. 안색은 혈액의 순환을 판단하는 간단하면서도 정확한 방법입니다. 안색이 좋은 사람은 혈액의 순환이 좋아 세포 구석구석까지 산소와 영양이 보급됩니다. 안색이 검거나 혈기 없이 흰 사람은 혈액순환이 좋지 않은 것입니다.

혈류 장해는 여러 가지 질병의 원인입니다. 평소에 안색을 잘 살피면 좋은지 나쁜지를 알 수 있습니다. 그런 것을 염두에 두고 자신의 안색을 살펴보도록 합시다.

● **체온** 열이 높으면 상태가 나쁘다고 판단할 수 있지만 저체온은 어떨까요. 서양의학에서 신체의 '냉증'이 경시되고 있으나 동양의학에서는 '냉증'을 '만병의 근원'이라 하여 질병 증상의 하나로 파악하고 있습니다. 자율신경의 활동으로 보더라도 체온 유지는 살아가는 데 기본적인 요소입니다. 항온동물인 우리들은 일정 체온을 유지하여 몸의 대사를 일으키고 추위와 더위에 무관하게 활동할 수 있는 것입니다. 그 체온이 낮아지면 신체에 이상이 일어나고 있다고 보는 것이 상식적인 판단입니다.

체온은 겨드랑이 밑이 36.2~36.7도 정도이며 체내 심부에서는 37.2도가 보통입니다. 우리들이 측정하는 겨드랑이 밑이 36.0도보다 낮으면 저체온입니다. 아침에는 체온이 낮아지기 때문에 건강한 사람이라도 36.0도가 되지 않는 경우도 있습니다. 그러나 일어나서 움직이고 있는 동안에 체온은 조금씩 상승하여 건강한 사람이라면 36.0도보다 높아집니다.

이제까지 교감신경과 부교감신경의 어느 쪽으로든 과도하게 우위가 지속되면 병이 된다고 하였는데, 그때는 어느 쪽으로든 편중되어 저체온이 돼 있습니다. 부교감신경이 우위가 되면 면역의 중심적인 활동을 하는 림프구가 늘어나지만 우리들의 연구에서는 비율이 50%를 넘으면 36.0도 이하의 저체온이 되고 있습니다. 이런 몸 상태인 사람이 알레르기성 질병에 걸리기 쉽게 돼 있습니다.

즉 어느 쪽으로 치우쳐도 저체온이 되기 때문에 저체온은 생활 방식이 잘못되었다는 것을 판단할 수 있는 기준입니다. 기본적으로는 아침에 일어났을 때 35.0도 이하, 낮에 36.0도 이하이면 저체온입니다.

● **맥박**　교감신경이 긴장하고 있으면 맥박이 빨라지고, 부교감신경이 활동하면 느려집니다. 하루 동안에는 낮의 활동 때는 맥이 많고, 오후부터 밤으로 갈수록 적어집니다. 보통 사람으로 말하면 1분간 60~70이 정상입니다.

맥박은 운동하고 있을 때 빨라지지만 정신 상태에 따라 변화합니다. 흥분하여 밤에 잠을 자지 못하면 맥박이 빨라지고, 숙면을 취하면 맥박이 느려집니다. 그렇기 때문에 맥을 보면 지금의 생활 상태를 알 수 있습니다.

맥박이 빠르고 교감신경이 긴장되어 있다고 생각되면 심호흡을 하면 좋을 것입니다. 심호흡은 부교감신경을 자극하여 맥박을 줄입니다. 가능한 한 천천히 깊게 내뱉고 나서 들이마셔 보세요. 그것을 되풀이하고 있는 동안 기분도 차분히 가라앉을 것입니다.

● **변통** 부교감신경이 활동하면 휴식이 찾아옵니다. 그 외에 소화와 배설을 조절하고 있는 것도 부교감신경입니다. 교감신경의 긴장이 계속되고 있으면 소화관의 연동운동이 정지돼 변이 나오지 않게 됩니다. 그것이 변비입니다.

변비를 소홀히 생각해서는 안 됩니다. 교감신경 긴장 상태가 계속되고 있으면 신체가 비명을 지르고 있는 것입니다. 휴식이 오지 않으면 잠잘 수 없지만, 소화관의 활동이 멈추면 변비가 생깁니다.

그런 사람들은 반드시 생활 방식에 무리가 있습니다. 생활 방식을 개선하지 않는 한 섬유질을 아무리 많이 먹어도 생각대로 배설할 수 없습니다.

변통이 매일 이루어지지 않는 사람은 생활의 어딘가에 무리가 있는 것이 아닌지 지금까지의 생활 모습을 돌이켜 보십시오. 그대로 두면 진짜 병이 됩니다.

이들 신체의 비명은 의사를 찾아가지 않고도 알 수 있는 질병의 징조입니다. 건강진단보다도 저는 이런 자기 검진을 권합니다.

신체의 이런 소리를 듣고 양생하면 건강은 유지할 수 있습니다.

자기 진단이 물론 중요하기는 하지만, 퇴직한 사람 등이 하루 5회, 6회씩 혈압을 측정하는 것은 권하지 않습니다. 그런 사람은 건강병에 사로잡혀 있다고 해도 좋을 것입니다. 그래서는 마음이 편안할 틈이 없어지고 교감신경 긴장 상태가 되어 오히려 혈압이 높아질 위험성이 있습니다.

초조해져 있을 때는 심호흡을

물론 신체의 이상을 알리는 신호는 여기에 열거한 4가지의 기준만은 아닙니다. 또 하나 참고로 해둘 것은 생활하고 있을 때 느끼는 심신의 징조입니다.

무리를 하고 있는 사람, 즉 교감신경 긴장 상태에 있는 사람은 항상 피로해 있는 상태, 안색이 좋지 않고 검으며 맥박이 빠르기 때문에 언제나 초조한 느낌이 든다고 걱정이 되지 않습니까.

그런 사람은 우선 휴식을 취하도록 합니다. 무엇을 하든 휴식을 취한 다음에 합니다. 일이 너무 바쁜 사람은 일단 쉬어 보십시오. 그런데 맥박이 빠르면 쫓기는 심경이 되어 있기 때문에 쉴 기분이 들지 않습니다. 그렇게 생각되면 심호흡을 하여 맥박을 가라앉히고 나서 생각해 보는 것이 어떨까요. 우선 초조해져 있는 심경에서 탈피하지 않으면 해결 기미가 보이지 않습니다. 심호흡을 하면 산소가 대량으로 들어오기 때문에, 몸이 산소가 더 이상 필요 없다고 판단하면 호흡이 느긋해집니다. 그렇게 되면 맥박도 적어집니다. 부교감신경 반사가 일어나고 있는 것입니다.

기력이 없는 사람은 탕파(湯婆)를 권한다

그 반대로 지나치게 느긋하여 상태가 나빠져 있는 사람, 부교감신경이 너무 활발하게 활동하는 사람은 기력이 솟지 않아 아무 것도 할 기분이 들지 않으며 조금만 움직여도 피로해져 손발이 붓고 누르면 쑥 들어가며 눈에 빛이 없는 징후가 나타납니다.

이런 사람들은 이상적으로는 신체를 움직이는 것이 가장 좋은 양생이지만 움직일 기력도 없는 사람이 있습니다. 그럴 때는 탕파(뜨거운 물을 넣어 잠을 잘 때 몸을 덥게 하는 기구-옮긴이 주)를 사용하여 신체를 따뜻하게 해주는 것부터 시작하지 않으면 무리일 것입니다. 직접 움직여 열을 낼 것이 아니라 우선 밖으로부터 열을 받아 체온을 높임으로써 움직일 수 있는 기력을 끌어내는 것입니다.

기력이 조금 생기면 신체를 움직이거나 일찍 자고 일찍 일어나도록 해 활동량을 늘려가든가 하는 방법밖에 없습니다. 버릇이 돼 있기 때문에 생활 방식을 갑자기 고칠 수는 없습니다.

극단적인 경우가 틀어박혀 있는 것입니다. 그런 사람에게는 탕파를 사용하게 하여 혈색을 좋게 하고 나서, 조금씩 커튼을 열어젖혀 들어오는 빛을 받아 활력을 가지도록 합니다. 현실적으로 실천하기 쉽지 않겠지만 끈질기게 계속하는 수밖에 없습니다.

신체 감각은 감성으로 살피는 것이 중요

어쨌거나 잘못된 생활 방식 때문에 신체가 비명을 지르고 있습니다. 그러나 통증 등의 육체적인 고통은 당연시하면서도 피로나 기력이 없는 등의 징후를 이상하다고 느끼는 사람들은 거의 없습니다.

전기가 발달해 밤낮 없이 밝고, 난방과 냉방 시설이 잘 되어 추위나 더위를 타지 않으므로 신체가 조금 이상한 것은 무시합니다. 그런데 거기에 병의 신호가 숨어 있는 것입니다. 자율신경이 의식과 관계없이 적신호를 내고 있는 것입니다. 앞에서 말한 것처럼 검진으로는 그 신호 모두를 파악할 수 없습니다.

말하자면 잘못된 생활 방식 때문에 우리들 자신의 감성·감각으로 이상한 점을 포착하는 습관이 훈련되어 있지 않습니다. 인간의 한계는 야생동물 감각으로 살피지 않으면 실상을 알지 못합니다. 여기까지 오면 신체가 파괴되고 이 정도 아프면 몸이 견디지 못한다는 신체 감각은 감성으로 살피는 것이 중요합니다. 무리하고 있는 사람은 그 감성이 충분하지 않기 때문입니다.

옛날에는 단기간에 아주 쓴 약을 처방했습니다. 그러면 신체는 정신을 차려 제 상태로 돌아가거나 휴식으로 병에서 탈피하였습니다. 의사는 환자가 낫도록 도와줄 뿐이었습니다. 의학이 아무리 진보해도 의료의 본질은 여기에 있습니다. 한편 환자도 스스로 병을 치료한다는 기분이 들었을 것으로 생각됩니다. 또 신체의 변조를 살피는 지혜와 감각도 몸에 지니고 있었습니다.

이렇게 말하면 시대가 달라졌다고 할지 모르지만 야생동물의 감성과 능력을 지금도 모두 가지고 있습니다. 다소 습관에 영향 받은 행동이 돼 있지만, 생명이 생기고 나서 35억 년의 진화 역사를 생각하면 고작 최근 200년 정도의 생활 변화로 자율신경의 작용이나 그것을 살피는 능력이 바뀌었다고는 생각지 않습니다.

암 을
스스로 극복하다

외적 요인으로 설명할 수 없는 환자가 너무 많다

암은 지금도 사망 원인의 제1위입니다. 보건복지부나 암 전문의의 말에 의하면 그럭저럭 사망률 증가 경향은 멈추었다고 하지만, 주변의 암 환자들을 살펴보고 그렇게 생각합니까? 치료법이 바르면 환자 수나 연차 사망률이 줄어들겠지만, 현대의 치료로는 부족합니다. 데이터에 의하면 암 환자의 사망률은 오히려 상승하고 있습니다.

암은 외부에서 들어오는 물질에 오래도록 자극을 받고 유전자에 이상이 일어나 발증한다고 하는데, 이 외적 요인설로 설명되지 않는 환자가 너무 많습니다. 자주 거론되고 있는 담배와 폐암의 관계를 볼 때 흡연율이 내려가고 있는데도 폐암은 계속 늘어나고 있습니다.

교감신경의 긴장이 암을 일으킨다

본인은 스트레스, 즉 오래도록 계속된 무리한 생활 방식이 교감신경 긴장 상태를 지속시켜 발암한다는 메커니즘을 밝혀냈습니다. 의사는 모두 스트레스가 나쁘다고 하지만 그것을 발암의 첫 번째 원인으로 꼽는 사람은 거의 없습니다. 자율신경과 백혈구의 관계를 알지 못하기 때문입니다.

앞에서 이야기한 것처럼 '백혈구의 자율신경 지배의 법칙'으로부터 스트레스야말로 암의 원인이라는 결론을 얻었습니다. 스트레스가 있으면 교감신경 긴장 상태가 되어 과립구가 증가합니다. 과립구가 과잉되면 장 등 장관의 상피세포나 샘세포의 재생이 빈번하게 일어나는 곳으로 밀려들어 활성산소를 방출함으로써 증식 관련 유전자에 이상을 일으키는 것입니다.

상피세포나 샘조직은 세포의 분열이 활발하기 때문에 노폐물이 많아 항상 균이 존재하기 때문에 과립구가 몰려드는 장소가 돼 있습니다. 그래서 과립구가 방출하는 활성산소에 노출되고 세포 증식 관련 유전자에 이상이 발생하여 세포의 분열 및 재생이 조절되지 않는 것입니다.

이 세포의 재생이 한계에 이르면 무질서하게 증식하는 암세포로 변화하여 발암하는 것입니다. 악성 유전자가 있어야만 발암하는 것은 아닙니다. 최근의 연구에서 해명된 암유전자의 본체는 정상 세포가 사용하고 있는 증식 관련 유전자입니다. 무리한 생활 방식이 이상을 유발하였던 것입니다.

게다가 교감신경 긴장 상태는 부교감신경의 활동을 억제하므로 림프구가 감소합니다. 즉 면역계의 능력이 저하하여 발암을 막지 못하게 되는 것입니다.

진화가 오래된 NK세포 · 가슴샘외분화 T세포(NKT세포) 등의 면역계가 암 등의 내부 이상을 감시하여 지켜주고 있다는 것을 앞에서 이야기했습니다. 이들 암세포를 공격하는 림프구, NK세포 · NKT세포는 스트레스가 있으면 증가하지만, 기능을 활성화시키는 퍼포린perforin과 그랜자임granzyme의 분비는 부교감신경의 지배 아래 있기 때문에 암을 공격하는 기능이 억제됩니다.

즉 암세포를 배제하는 면역 활동도 억제되어 있습니다. 그래서 암의 발생을 막지 못하는 것입니다.

암의 3대 요법은 면역 활동을 억제한다

현대의 의학도 암은 스트레스로 악화된다, 스트레스는 암을 일으키는 한 요인이라고 지적하고 있지만, 가장 큰 요인으로 다루고 있지는 않습니다. 오히려 체질이나 외부로부터 들어오는 발암물질이 유전자를 오랫동안 자극하고 있는 것이 원인일 것이라고 생각하고 있습니다. 그렇기 때문에 근본적인 치료 방법이 발견되지 않는 것입니다.

암세포를 철저하게 공격하는 수술, 항암제, 방사선 치료가 주류를 이루고 있습니다. 이른바 암의 3대 요법입니다.

그런데 이 3대 요법은 암을 작게 하는 힘은 있으나, 교감신경을 긴장시켜 면역 활동을 억제합니다. 암을 제거하거나 작게 하더라도 암이 발증하는 원인을 해결하는 것은 아니기 때문에 참된 치유가 약속되지는 않습니다.

수술은 조직이 파괴되면 강한 교감신경 긴장 상태를 부르기 때문에 면역을 억제합니다. 큰 수술일수록 교감신경이 강하게 자극되어 과립구가 급격하게 증가합니다. 그러므로 큰 수술은 가능한 대로 피하는 것이 좋을 것입니다. 특히 림프절을 제거해 버리는 림프절 확청(廓淸: 지저분하고 더러운 것을 없애서 깨끗하게 함-편집자 주)은 적과 아군을 잘못 이해하고 하는 치료입니다. 림프절에는 신체의 여러 조직으로부터 액체가 모여 림프액이 되어 이물이나 이상 세포를 처리하고 있습니다. 그렇기 때문에 림프절 확청은 방어계를 파괴하여 전이를 촉진시키는 것에 다름 아닙니다. 수술하는 경우에는 암이 처음으로 발생한 부위를 작게 제거하는 것으로만 하고, 남아 있는 암 조직은 면역을 높여 치료하도록 하는 흐름이 필요합니다.

기본적으로 암 조직을 절제하는 치료는 매우 위험합니다. 물론 암이 다른 기관들의 활동을 압박하는 등의 증상을 일으키고 있을 때는 그 부분만 떼어내는 수술이 나쁘지는 않습니다.

자극이 너무 강한 항암제와 방사선 치료

항암제는 세포의 분열·재생을 저해하는 대사 저해제입니다. 현재 매우 광범위하게 사용되고 있지만, 약의 독성이 강하고 신체에 나쁜 물질이므로 커다란 부담을 주고 있음은 분명합니다.

항암제는 세포의 분열·재생을 저해하기 때문에 암세포만이 아니라 신체 속에 있는 재생 조직의 세포분열을 저해합니다. 그러므로 항암제를 사용하면 피부가 약해져 머리가 빠지거나 침이 나오지 않게 됩니다. 장의 상피세포도 손상을 받아 설사를 일으키는 환자가 적지 않습니다.

어느 부분이든 조직의 재생이 활발한 곳일수록 항암제의 영향을 크게 받습니다. 림프구를 포함한 혈구세포도 재생·분열이 활발하기 때문에 항암제의 영향을 강하게 받습니다. 림프구의 수치는 항암제 치료를 받으면 순식간에 내려갑니다. 항암제가 신체에 스트레스를 끼치고 있는 것입니다. 교감신경이 긴장하고 있는 암 환자에게 약의 장기 사용에 의한 스트레스가 가해져 면역을 억제하고 있기 때문에 치유되지 않는 사람이 많은 것도 당연합니다.

최근 암세포의 증식을 촉진하는 인자에만 작용하여 암의 증식을 멈추고 작게 한다는 새로운 유형의 항암제, 분자표적약이 '꿈의 치료제'로서 주목받고 있습니다. 그러나 이레사IRESSA의 예로 알 수 있듯이, 복용하고 나서 수년 단위로 어떻게 되는지를 조사할 필요가 있습니다. 아무튼 신진대사라는 생명의 자연스러운 활동을 억눌러 암의 증식을 억제하기 때문에 체력이 약해지고 신체에 갖추어져 있는 치유력도 활동하지 않게 됩니다.

암세포를 철저하게 파괴하는 방사선 치료는 심한 교감신경 긴장 상태를 초래하여 면역 활동을 억제합니다. 최근에는 암 조직이 어떤 부분에만 정확하게 방사선을 쬔다고 하지만, 치료 후 지쳐 쓰러져 버리기도 합니다. 암 조직만을 조사한다 하더라도 그 주위의 정상 조직까지 죽이게 되므로 그 자극에 의해 교감신경이 긴장하여 과립구가 많아지고 있는 것입니다. 그 때문에 면역 억제가 일어나고 있습니다.

아무튼 3대 요법의 치료는 가혹한 세계입니다. 예컨대 건강한 사람에게 대장암 치료처럼 대장을 모두 들어내고 인공항문을 단다고 합시다. 전이 가능성을 고려하여 방사선을 쬡니다. 재발을 방지하기 위해 항암제를 2년 동안 준다면 얼마나 수척해질지 생각해 보십시오. 분명히 죽음에 이를 것입니다. 아무 병이 없는 사람이라도 살아갈 수 있는지 알 수 없는 두려운 세계입니다.

본래 암 환자는 건강한 사람보다 약해져 있습니다. 그런 환자가 이 같은 가혹한 치료를 견딜 수 있다고 생각합니까?

암을 치료하기 위한 4가지 조항

암세포를 제거할 수 있다 하더라도 이 같은 치료는 신체를 소모시켜 살아갈 힘을 꺾어 버리므로 권하고 싶지 않습니다. 3대 요법에 의해 암은 제거되거나 축소될지 모르지만 발증 원인은 해소되지 않기 때문에 오히려 재발할 가능성이 높습니다.

그보다 다음 4가지 조항을 염두에 두고 신체를 안정시켜 반년에서 1년 정도 면역력을 높여 가면 좋습니다. 느긋하게 여유를 가지면 그동안 결과가 나옵니다.

● **생활 패턴을 고친다** 암의 발증 원인은 스트레스입니다. 과로, 고민, 약의 장기 복용 등이 큰 스트레스가 됩니다. 이처럼 교감신경을 긴장시키는 생활습관을 개선합시다. 그것이 암 치료의 기본입니다.

● **암의 공포에서 벗어난다** 마음의 괴로움이 스트레스가 된다고 말하였지만, 암에 대한 불안은 굉장한 스트레스가 됩니다. 인간의 몸속에서 매일 100만 개 정도의 암세포가 생겨나고 있다고 하지만, 발암하지 않는 것은 림프구가 활동하고 있기 때문입니다. 그러므로 림프구가 활발하게 작용하고 있으면 암이 되지 않습니다. 림프구를 증가시키는 생활을 하고 있으면 크게 두려워할 필요가 없습니다.

● **신체를 소모시키는 암 치료 3대 요법은 받지 않는다. 받고 있는 경우에는 중지한다** 암 치료 3대 요법은 일시적으로 암 조직을 제거하거나 축소할지 모르지만 가장 중요한 생명력을 빼앗아 버리므로 받지 않는 것이 좋다고 생각합니다.

● 적극적으로 부교감신경의 활동을 중심으로 면역력을 높이는 생활을 한다 부교감신경을 우위로 하려면 우선 혈류의 순환을 좋게 하는 가벼운 체조, 목욕, 산보 등을 의식적으로 해보세요. 신체를 움직이면 반드시 혈행이 좋아집니다.

나이를 먹은 사람에게는 단시간에 무리 없이 신체를 골고루 움직이게 할 수 있는 라디오 체조를 권합니다. 노인의 암은 종류를 불문하고 진행이 느리므로 특별히 치료를 하지 않아도 암을 가진 채로 천수를 누리는 사람도 많습니다. 노인은 세포의 재생이 완만해져 있기도 하지만, 앞에서도 언급한 것처럼 노인의 면역은 오래된 면역계가 활약하게 돼 있고 자기의 내부 이상을 감시하는 림프구가 많아져 있기 때문에 암도 커지지 않는 것입니다.

그러므로 노령자는 암이 발견되더라도 신체를 고통스럽게 하는 3대 요법을 받지 않는 것이 좋습니다. 70세, 80세, 90세인 사람들의 암은 수술이나 항암제와 같이 신체에 강한 부담을 주는 치료를 하면 오히려 위험합니다. 그보다 부교감신경을 우위로 하는 생활을 하여 오래된 림프구가 활동하도록 하는 것이 가장 좋은 치료라고 생각합니다.

생활 방식을 개선하는 것이 암 치료의 기본

물론 3대 요법이 모두 필요 없다고 말할 수는 없습니다. 성인병이라는 만성병의 증상을 철저하게 약으로 억제하는 치료는 별로 없습니다. 하지만 단시간에 증상을 20~30% 정도 가볍게 하기 위해 약을 먹는 것은 좋다고 하였습니다. 저는 암도 성인병의 하나라고 생각하고 있지만, 암 조직을 철저하게 파괴하는 치료는 암이 축소되더라도 생활력을 빼앗으므로 병을 조장시킨다고 말하고 싶습니다. 오히려 역효과입니다.

그러나 암이 다른 조직의 기능을 압박하는 증상 등을 보이면 그 부분만을 절제하거나 방사선을 쬐어 작게 한 뒤 면역의 힘으로 치료할 수는 있습니다. 항암제도 암이 사라지기까지 철저하게 사용하지 않고, 림프구 수의 저하가 일어나지 않는 것을 확인하면서 너무 커지는 암 조직을 어느 정도까지 축소시키는 치료법은 고려할 수 있다고 생각합니다. 말하자면 암 조직을 철저하게 최후까지 파괴하는 치료 방법은 무리가 있는 것입니다.

현재의 암 치료는 암 조직이 깨끗하게 제거된다면 성공이라 하겠지만, 암의 발증 원인을 해결하고 있는 것이 아니기 때문에 1~2년 후에 재발되는 것을 무심코 기다리고 있는 데 지나지 않는다고 해도 좋을 것입니다. 그보다는 무리한 생활 방식에서 발증하고 있는 것이므로 암 조직이 있다, 없다를 치료 목적으로 할 것이 아니라 생활 방식을 개선하는 것이 치료의 기본입니다.

이런 치료 방법은 암이 소멸하기까지 시간이 걸리지만, 1~3년 정도 암과 공존하고 있더라도 염려할 필요는 없습니다. 이것은 신체가 요구하고 있는 생체반응의 시간입니다. 질병이 낫는 과정에는 이 같은 마음의 여유가 필요합니다.

감사하는 마음가짐이
질병을 치료하는 비결

질병에 감사할 수 있는 사람이 질병을 극복한다

여기에서 '감사'란 윤리관이나 예절에 바탕을 두는 마음가짐이 아니라 신체의 내부로부터 자연스레 솟아나는 감정입니다. 살아 있기 때문에 감동이 있고 여러 가지 활동을 할 수 있는 것이라고 고쳐 생각하고 지금의 삶 전체에 감사하는 마음입니다.

암을 극복한 사람으로부터 '암에 걸려 다행이었다'는 말을 자주 듣습니다. 질병을 나쁜 것이라고 하지 않습니다. 어떤 의미에서는 질병에 걸린 덕분에 살아 있는 것이 감사하다는 것을 알게 돼 병에 감사하고 있는 것입니다. 이런 심경이 된 사람은 생활 방식을 개선하여 암을 극복하고 있습니다.

병의 원인은 지나치게 무리하거나 지나치게 해이한 것이라고 밝혀 왔지만, 암에 걸린 사람에게 그 한도를 아는 감성이 작용하게 된 것입니다. 즉 신체가 속삭이는 비명이나 기쁨을 구분하는 감성이 깨어났던 것입니다. 우리들은 정도껏 일을 하거나 신체를 움직인 다음 충분히 휴식을 취함으로써 건강을 유지하고 있습니다. 그 정도껏이라는 것을 감성으로 살필 수 있게 된 것입니다. 그런 사람은 생명에 감사하고 병에도 감사하는 기분이 자연스레 솟아나오고 있습니다.

그렇지만 가벼운 병에 걸리면 생활 방식을 바꾸려고 생각하지 않을 것입니다. 고혈압, 고지혈증, 당뇨병 등의 만성병이나 어깨 결림, 냉병 등으로 생활 방식을 바꾸리라고는 생각하지 않습니다.

아주 고집스러운 사람이 특히 암에 잘 걸리는데 암에 걸리지 않는 이상 그런 사람은 특별히 생활 방식을 바꾸지 않습니다. 암에 걸린 덕택에 살아 있는 지금 현재에 감사하는 마음이 생겨나야 생활 방식을 바꾸게 되는 것입니다.

그런 의미에서는 큰 병에 걸림으로써 인간다움을 회복하게 되었다고 감사하는 마음은 정말 소중합니다.

그렇게 생각지 않고 몸의 불행을 탄식하거나 사람을 원망하거나 미워하면 병이 점점 심해집니다. 자율신경 측면에서 생각하면 마음의 안정이 얻어지지 않기 때문에 면역의 활동도 떨어져 암과 싸우는 힘이 약해져 가기 때문입니다. 마음과 신체는 하나인 것입니다.

감사나 기도의 말은 마음의 안정을 가져다준다

그러나 큰 병뿐 아니라 본래 병은 내가 몸을 되돌아볼 가장 좋은 기회입니다. 병은 몸을 통해 살아가는 방식이 얼마나 무리한지, 한계를 가르쳐 주고 있는 것입니다.

저는 이렇게 생각하고 있기 때문에 '감사합니다', '잘 부탁합니다' 하는 감사와 기도의 말을 아침저녁으로 하는 것이 좋다고 생각합니다. 이들 언어는 청각을 통해 대뇌구피질이나 대뇌변연계의 해마 등에 이른 뒤 이윽고 자율신경의 중추인 시상하부에 작용해 마음의 안정을 불러일으키는 것입니다.

한 시대 전까지만 하더라도 나이 많은 사람들은 아침저녁으로 하늘이나 부처를 향해 손을 맞잡고 하루를 무사히 살아간 것에 감사를 드렸습니다.

오키나와의 미야코 섬(宮古島)에서는 아직까지도 저녁 해를 향해 "오늘 하루도 감사합니다. 내일도 잘 부탁합니다." 하고 기도하는 노인이 있다고 들었습니다. 눈에 보이지 않는 이런 존재에 감사하는 마음이 중요하지 않을까요.

이런 감사하는 마음이 솟아나오려는 세계는 신체를 움직이며 무리하지 않고 자연스러운 생활 방식을 지니고 있는 사람에게 따라다닙니다. 가만히 있으면서 신체가 고마움을 느낄 수는 없을 것입니다. 가슴이 두근거리면 움직이고 싶어질 것입니다. 꼼짝하지 않고 있으면 사고방식도 점점 가라앉을 수도 있습니다. 그러나 산보하고 있으면 자연과 접촉하면서 절로 감사하는 마음이 용

솟음치는 것입니다.

질병은 생활 방식을 바꿀 수 있는 최대의 기회

그렇지만 안타깝게도 현대인은 신체의 움직임이 어렵다고 생각하게 되지 않으면 그런 감성이 작용하지 않습니다. 아마 진화로 얻은 자유자재의 관절의 움직임이나 폐호흡 등 인간의 다양한 기능은 살아가면서 갖추어지고 있으므로 당연하다고 생각해 소홀히 하고 있을 것입니다.

더구나 그 근본이 되는 생명에 감사하는 사람은 그리 많지 않으리라고 생각합니다. 그러나 생명은 35억 년에 걸쳐 진화해 지금 여기에 우리가 살아가고 있으므로 조상을 외경하는 마음씨를 간직해도 엉뚱한 것이 아니라고 생각합니다.

35억 년에 걸쳐 갖추어 온 기능을 과학의 힘만으로 어떻게 해보려는 것은 무리가 있습니다. 특히 의료 관계자는 겸허하게 생명을 유지하는 인간의 놀랄 만한 기능에 주목할 필요가 있다고 말하고 싶습니다.

약에 의존해 질병을 치료하려고 하는 사람은 자신의 몸을 형편없는 것으로 생각하고 있다고밖에 여겨지지 않습니다. 우연히 병에 걸리는 것은 아닙니다. 한계를 알아차리는 동물적인 느낌, 즉 감성이 충분하지 않기 때문에 대부분의 사람이 무리를 거듭해 병에 걸리는 것입니다. 병이란 그런 신체의 소리를 듣는 감성을 일깨울 좋은 기회입니다. 감성의 외침에 귀를 기울이고 있으면 얼마나 강한 스트레스가 있는 생활방식을 하고 있었는지 알 수 있습니다. 그런 생활방식을 고치면 암이나 교원병, 궤양성 대장염 등 난치병도 시간은 걸리지만 낫게 됩니다.

그 반대로 감성의 외침을 들으려 하지 않고 생활방식을 그대로 유지한 채 약에 의존하는 것은 최악의 선택입니다. 잘못된 생활방식이 대부분 질병의 원인이므로, 어떤 치료를 하더라도 진정한 치유를 바랄 수 없습니다.

병은 생활방식을 바꿀 수 있는 기회라고 이해하고 병을 스스로 치료하겠다고 결심한 사람은 살아가는 기쁨에 감사할 줄 압니다. 그리고 그런 사람은 '죽음'을 당연하게 받아들이고 현재를 즐기는 여유조차 지니고 있습니다. 자기의 생명을 모두 의사나 다른 사람에게 맡겨 둔다면 그런 마음가짐을 가지기 힘들 것입니다.

5장

자연의 리듬과 함께
살아간다

우리 몸은 겨울에 병이 생겼다가 봄이 되면
불쾌한 증상이 나타나고 여름이 되면 낫습니다.
그리고 가을이 되면 스트레스를 받습니다.

자연과 풍토에 어울리는
생활 방식과 치료

민족마다 음식물과 생활 방식이 모두 다르다

한랭한 곳에 적응한 민족과 온난한 곳에 적응한 민족 사이에
는 음식물과 생활 방식 모두 다릅니다. 그렇지 않으면 건강을 유
지할 수 없습니다.

동물성 지방과 단백질이 많은 음식물은 한랭한 곳에 적응한
백인이 추위 속에서 살아가기 위해서는 필요하지만, 온난한 토지
에서 살아가는 일본인이 대량으로 섭취하면 비만 등의 원인이 됩
니다.

유럽에서는 돼지기름을 조리에 사용하거나 먹습니다. 그것은
추위를 이겨낼 때 동물성 지방이 뛰어난 힘을 발휘하기 때문입니
다. 러시아에서 보드카에 가장 어울리는 안주는 돼지의 지방입니

다. 섬유가 없으므로 입속에 넣으면 스르르 녹는 듯한 느낌이며, 보드카와 번갈아 먹으면 보드카의 독한 기운이 지방에 의해 누그러집니다. 영하 20도의 추위에서는 그런 음식물이 없으면 따뜻해질 수 없습니다.

그것을 일본인이 그대로 따라 하다가는 큰일 납니다. 일본인은 온난한 토지의 민족이므로 식물성 섬유가 풍부한 음식물을 먹고 느긋하게 살아가면 변도 황금색이 되며 건강이 유지됩니다.

그러나 절대 먹어서는 안 된다고 하는 것은 아닙니다. 1945~55년을 생각해 보기 바랍니다. 본래 어린이의 피부는 반들반들하지만, 그 무렵의 어린이들은 잘 트고 동상에 잘 걸렸을 것입니다. 극단적으로 영양이 저하되면 손이 까칠까칠해집니다. 그러므로 때로는 동물성 지방이나 단백질도 필요합니다. 저는 주 1회 정도 먹고 있습니다. 한창 자라나는 어린이는 물론 그 이상을 먹어도 좋을 것입니다.

미국·오스트레일리아인에게 비만이 많은 이유

미국과 오스트레일리아에서는 지금 비만이 가장 문제가 되고 있습니다. 100~150kg의 비만자가 수두룩합니다. 왜 그렇게까지 비만한 것일까요? 저는 그 커다란 이유는 한랭지에서 적응한 민족이 따뜻한 지역으로 이동해 자연·기후가 바뀐 것에 본질이 있다고 생각합니다.

유럽에 가면 간혹 보이기는 하지만 그 정도까지 비만한 사람은 많지 않습니다. 추운 곳에서 진화해 적응한 사람은 변함없이 추운 곳에 살아가면 추위를 이겨내기 위해 필요한 에너지를 대사로 마련하기 때문입니다. 추위가 가장 대사를 높이는 것입니다. 외기 온도에 견딘다는 것만으로 자연히 에너지를 사용하고 있습니다.

그렇지만 유럽에 비해 미국과 오스트레일리아는 따뜻하므로 대사 에너지를 그 만큼 사용하지 않더라도 살아갈 수 있습니다. 즉 추위가 교감신경을 자극해 대사를 높이고 있었지만, 따뜻하므로 대사가 낮아져 비만이 되고 있는 것입니다.

이 비만을 치료하는 데 미국에서는 소염 진통제인 아스피린이나 소아용 버퍼린Bufferin을 사용하고 있습니다. 진짜 비만은 부교감신경 우위의 느슨해진 신체 상태를 말하지만, 지나치게 움직이면 숨이 가빠지고 심장에 부담이 되기 때문에 협심증이나 심근경색을 일으킬 우려가 높아집니다. 식사 제한이나 운동으로 비만을 해소하면 좋겠지만, 미국인으로서 100kg이 넘는 비만자의 경우 많이 먹지 않으면 당장 기운이 없어지고 마음이 불안해지는 경우가 대부분입니다.

이런 신체 사이클이 이루어져 버리면 비만 해소는 어렵다고 판단하면서 아스피린이나 합성 바이아스피린Bay-aspirin을 살 빼는 약으로 사용하게 됩니다. 소염 진통제는 교감신경을 자극해 대사를 높이기 때문입니다. 아스피린을 먹음으로써 맥을 빠르게 해 혈압을 올리고 대사를 높여 에너지를 소비시키려는 것입니다.

그것이 제대로 이루어지지 않으면 미국에서는 장을 수술로 절반정도 잘라내기도 합니다. 그러면 음식의 흡수량이 절반이 됩니다. 이 수술을 받는 사람이 10만 명이나 된다고 합니다. 그렇게까지 하여 비만을 해소하려고 하는 것입니다. 그러나 아스피린 요법은 생체 내의 반응을 무시한 비만 해법입니다. 벌써 뇌졸중 등의 위험이 있다는 보고가 미국 의학 잡지에 발표되고 있습니다.

미국의 비만 대책을 그대로 따르는 것은 역효과

하물며 그 정도의 비만이 아닌 일본인이 미국식대로 따라해 교감신경을 긴장시킨다면 스트레스를 상승시키기 때문에 매우 위험합니다. 바이아스피린이나 소아용 버퍼린을 협심증이나 뇌졸중의 예방에 먹는 어리석음을 범하지 말아야 합니다. 한랭한 곳에서 적응한 백인은 림프구가 많기 때문에 어떻게든 견디지만, 일본인은 과립구가 많은 민족이므로 금세 파탄에 이르고 맙니다.

미국인 비만의 뿌리 깊은 원인과 달리 일본인 당뇨병 환자의 비만은 스트레스를 해소하기 위해 과식하는 것이 원인입니다. 그것도 약간 비만인 정도입니다. 그럼에도 불구하고 미국인의 비만에서 유래하는 당뇨병 치료를 그대로 따라해 식사 제한과 운동을 권하고 있지만, 대부분 과로가 원인이므로 치료가 완전히 잘못돼 있습니다. 그래서 당뇨병이 치료되지 않는 것입니다.

과로한 사람에게 식사를 제한하고 운동을 시키면 무리함을 더하는 셈입니다. 우리는 배가 고프면 짜증스럽고 화가 나는 경향이 있는데, 스트레스가 상승해 점점 더 혈당치가 올라갑니다. 미국인처럼 비만으로 당뇨병이 된 사람이라면 식사 제한과 운동이 좋겠지만, 과로로 당뇨병이 돼 있는 환자는 과로하지 않는 것이 가장 좋은 치료입니다. 무조건 시행하는 운동과 식사 제한은 역효과를 불러 일으킵니다.

자외선의 폐해도 지리와 인종에 따라 다르다

최근에는 여름이 되면 자외선의 폐해가 날로 커지고 있습니다. 이것도 특히 태양광이 약한 곳에서 적응한 백인에게 해당되는 현상입니다. 자외선이 강한 미국이나 오스트레일리아에 살기 때문에 위험성이 높아진 것입니다.

유럽에서 살아가고 있을 때는 옷을 벗고 태양을 쬐어 균형을 유지하고 있었습니다. 특히 자외선이 강한 뉴질랜드와 오스트레일리아에 이주한 백인은 태양을 쬐기만 하더라도 피부가 빨갛게 될 정도로 타고 얼룩이 생길 수 있습니다. 그리고 결국에는 피부암이 발생하므로 자외선을 피하는 것입니다.

그러나 일본은 태양이 적당히 강하며, 일본인의 피부는 약간 지나치게 햇볕에 쬐면 멜라닌 색소를 늘여 자외선을 차단할 수 있고 햇볕에 쬐지 못하면 멜라닌 색소를 줄여 태양광을 받아들이도록 합니다. 구릿빛으로 그을린 어부가 건강을 해치고 있다는 이야기는 들어 본 적이 없을 것입니다. 일본인은 지금 떠들고 있는 정도로 자외선에 신경질이 될 필요는 없습니다. 한편 흑인은 태양을 쬐지 않으면 완전히 활력이 없어집니다.

이처럼 황인종이나 흑인종은 그 지리에 적응하고 있는 셈이므로 무작정 백인을 따라 한다면 일본인의 건강은 유지할 수 없습니다.

서양약은 너무 강하다

항암제를 비롯한 서양약도 마찬가지입니다. 서양약은 백인에게 적합하도록 만들어진 것입니다.

항암제가 유효했다고 할 정도로 작용하는 암 환자는 20~30%입니다. 즉 항암제로 연명해 가는 사람들이 수수께끼입니다. 그런 사람들은 림프구가 많아 발암한 사람들이 아닐까 생각됩니다. 비만하고 저체온이 돼 있는 사람들입니다. 영양도 충분한데 거의 움직이지 않아 림프구가 많은 것입니다. 그런 사람이 암 환자 가운데 20% 정도 있지만, 그런 사람이 항암제 치료를 받으면 림프구가 줄어 정상으로 돌아가면서 생명을 유지할 수 있습니다.

같은 암 환자라도 피부가 희고 포동포동한 여성이 있습니다. 그런 사람은 저체온이며 림프구는 많더라도 움직이는 것이 괴로운 사람입니다. 이런 사람이 항암제를 사용하면 그 사이에 신체의 지방도 제거되어 좋은 체형이 되며 병도 낫습니다. 항암제가 효과적인 20~30%의 사람은 이처럼 림프구가 많은 사람들이라고 생각됩니다.

여하튼 서양약은 한방약에 비하면 과민한 약이 많습니다. 한

방약은 서서히 효과가 나타나지만, 서양약은 직접적입니다. 게다가 효과가 강력합니다.

그렇지만 일본인은 신체를 가혹하게 사용하면 곧바로 위험해질 정도의 수준으로 살아가고 있으므로 서양약은 신중하게 사용하지 않으면 안 됩니다. 그에 대해 백인은 추위에 견딜 수 있도록 진화했으므로 고통을 이겨내는 힘이 강합니다.

신체가 크고 피부가 희며 비만한 백인은 림프구가 많은 체질이므로 강한 약에 의해 영향을 크게 받지 않습니다. 오히려 약의 도움으로 낫는 사람이 많습니다. 그렇기 때문에 백인들은 아스피린을 살 빼는 약으로 먹기도 하는 것입니다.

일본인에 맞추어진 일본의 한방약

이런 외부 환경 조건까지 살펴 신체를 조절하고 있는 것이 자율신경입니다. 즉 신체 전체를 통합하는 열쇠는 자율신경인 것입니다. 의료에 대해 이런 생각을 갖고 있으면 전통적인 동양의학을 무시할 수 없습니다.

동양의학은 중국에서 발상한 것이지만, 흥미롭게도 일본인은 중국의 전통 의학을 일본풍으로 수정하고 있습니다.

중국의 한나라 시대에 개발된 약은 강한 약이 많습니다. 송나라 시대가 되면서부터 서민이 환자의 대상이 돼 그만큼 강한 약은 나오지 않지만, 처음에는 왕이나 제후·귀족이 환자였으므로 질병이 빠르고 확실하게 나을 수 있는 약을 필요로 한 역사가 있습니다.

그러나 일본인은 성격이 차분하며, 기후는 습도가 높고 자연
도 가혹하지 않으므로 격렬한 생활 방식을 취하지 않더라도 생명
을 유지할 수 있습니다. 한방약은 직접적인 약으로 증상을 없애
는 것이 아니라 약으로 신체의 반응을 일으켜 좋은 방향으로 유지
해 나가려는 것이지만, 일본인은 차분하게 살아가고 있기 때문에
자극이 너무 강하면 스트레스가 됩니다.

따라서 일본의 한방약은 그다지 자극이 강하지 않은 약을 사
용하기 때문에 중국인에게는 이것이 약인가 할 정도로 자극이 약
합니다. 특히 침구의 바늘은 중국의 것에 비하여 굉장히 섬세합
니다. 중국의 바늘은 굵고 길어 찌르면 아프지만, 일본의 바늘은
가늘고 짧으며 살짝 찌르기 때문에 어디를 찔렀는지 알지 못할 정
도입니다.

일본의 한방약을 무시한 일본의 현대의학

본래 의사는 환자가 어떤 생활 방식을 취하고 있는가, 몸의
상태가 어떤가를 살펴 처방을 해야 합니다. 더구나 성인병의 약
은 그 지역에서 발달해 온 생활의 지혜나 의학의 역사를 무시하면
치료할 병도 치료하지 못하게 됩니다. 그 지역마다의 뛰어난 점
을 연구하는 자세가 중요합니다.

그러나 정작 일본의 한방약은 대체의료라고 생각되어 처음
부터 무시되었습니다. 그 대신에 도입한 것이 림프구가 많은 백
인에 맞게 발달해 온 서양의학입니다. 그러나 일본인은 과립구가

많은 민족이므로 의사로서는 속수무책입니다. 서양의학 의사들은 중국의 한방을 일본풍으로 조정한 역사를 전혀 배우지 않았기 때문입니다.

그러나 현재 세계 의학의 정점에 서 있는 미국에서는 암, 당뇨병, 투석 환자 훨씬 이전부터 이미 한계를 깨닫고 수정궤도에 오르고 있습니다. 암의 연차 사망률은 수년 전부터 감소하고 있습니다. 일본의 암전문의는 아직 항암제를 운운 하고 있지만, 미국의 암 환자는 너무 과격한 치료를 거부하게 돼 있기 때문입니다.

완전히 항암제 치료를 중단하고 있는 것은 아니지만, 부드럽게 하고 있습니다. 또는 어느 정도 받기는 하더라도 장기적인 사용을 중지하고 있는 것입니다. 도중에 견딜 수 없게 되면 대체 의료로 바꾸고 있습니다.

동서의 뛰어난 점을 받아들인 의료를

그렇지만 저는 서양의학을 모두 부정하고 있는 것은 아닙니다. 확실히 동양의학은 서양의학에 없는 '냉기는 만병의 근원'이라는 사상이 있습니다. 그런데 차게 하면 염증이 멈추기 때문에 서양의학은 차가운 약뿐입니다. 그 점에서는 동양의학이 뛰어납니다. 그러나 허(虛)와 실(實)의 세계로부터 설명하기 시작해 냉기를 허라고 간주해 한 데 묶고 있듯이 동양의학이나 침구가 모두 예리한 면이 부족한 것이 약점아닌 약점입니다.

서양의학의 자율신경 세계로 들어오면 무리를 하든, 편안하든 저체온 증상이 발생되는 메커니즘이 밝혀집니다. 그러면 환자에 따라 조언이 180도 달라지는 것입니다. 지나치게 편안해진 사람에게는 걷기나 체조 등의 운동을 권하면 효과가 곧바로 나타나지만, 지나치게 무리해 저체온 상태가 된 사람은 느닷없이 운동을 하면 오히려 신체가 스트레스를 받으므로 좋은 결과를 얻을 수 없습니다. 아무래도 너무 무리해 있는 사람에게는 일단 휴양하면서 조금씩 운동을 시작하도록 지도하지 않으면 몸의 상태가 파탄에 이릅니다.

동양의학의 허(虛)와 실(實) 동양의학에서 허증이란 모자라는 상태를 말하고 실증이란 남는 상태를 말한다. 일반적인 의미에서 허하다는 말은 부정적인 의미로, 실하다는 말은 긍정적인 의미로 쓰이지만 한의학에서는 '허나 실' 모두 병으로 받아들인다. 한의학에서 가장 좋은 상태란, 모자라지도 않고, 남지도 않는 상태 즉, 알맞은 상태를 말하는데, 허증은 '정기'가 부족한 상태이고, 실증은 '사기'가 남는다는 말이다. 즉 허증은 정기를 보충 받아야 하고, 실증은 몸에 들어와 있는 사기를 밖으로 배출해야 할 상황을 말한다.

즉 냉기 하나를 보더라도 알 수 있다시피 동양의학과 서양의학의 장점을 취하는 의료가 바람직합니다. 그러나 동양의학의 허와 실이라는 사고방식은 자칫하면 감성의 세계이므로 서양의학과 같은 의학적 증거evidence-based medicine 측면의 데이터를 얻기 어

렵습니다. 그렇다고 해서 동양의학을 대체 의료라고 해서 따돌림을 해도 좋다고는 생각하지 않습니다. 효험이 있는 것은 확실합니다.

서양의학을 공부한 의사가 동양의학이 펼쳐지는 지역에서 활동한다면, 서양의학의 기초 위에 새로운 의료를 구축할 좋은 기회이며 반드시 그 기회를 살려야 합니다.

저는 그 열쇠를 쥐고 있는 것은 신체 전체를 조절하는 자율신경의 연구에 있다고 생각하고 있습니다. 거기에 전인적 치료 지침이 있다고 생각해 연구하고 있는 것입니다.

자율신경은 자연과 더불어
살아가고 있다

세포의 구석구석까지 지시하는 자율신경

앞에서도 말했지만 인간은 다세포생물입니다. 60조 개나 되는 그 세포를 통합하고 있는 것은 자율신경입니다. 생명을 유지하는 여러 가지 작용은 자율신경을 제외하고는 생각할 수 없습니다. 최근 뇌로부터 생각하는 여러 가지 설이 주목되고 있지만, 대부분의 활동은 무의식 가운데 이루어지고 있습니다. 일일이 의사가 확인해 시작되는 것은 아닙니다. 자율신경은 그들의 기능을 조절하고 있는 것입니다.

의학적으로 말하면 세포의 유전자가 쉬거나 일을 해 생명을 유지하고 있는 것이지만, 자율신경은 우리의 심신 상태와 자연환경을 포함해 삼라만상을 감지하고 그 지시를 내리고 있습니다.

그것도 자율이라는 말의 의미처럼 독립해 작용하고 있습니다. 일부 뇌의 영향을 받지만, 자율로 작용하고 있으므로 자율신경이라고 부르고 있는 것입니다.

그 작용으로서 잘 알려져 있는 것이 심장·혈관·위와 장·땀샘 등 내장 여러 기관의 조정이지만, 그뿐만이 아닙니다. 체온·혈압·혈당·호흡 등 인간의 생명을 유지하는 여러 가지 작용을 자율신경은 조절하고 있습니다. 내분비계인 호르몬도 깊이 관련돼 있습니다.

본인은 '백혈구의 자율신경 지배의 법칙'을 발견해, 면역 작용의 중심이 되고 있는 림프구가 자율신경의 바탕에 있다고 밝혀냈습니다. 스트레스가 병을 일으키는 메커니즘은 자율신경과 백혈구의 관계를 연구해 얻은 성과입니다. 그 밖에 중력을 거슬러 신체를 움직이는 에너지를 만드는 대사 시스템도 자율신경으로 조절되고 있음이 알려졌습니다.

열거하자면 끝이 없지만, 이런 신체 전체를 구석구석 조절하는 기능과 자율신경은 깊이 연결돼 있습니다. 그것도 우리가 의식하지 않는 가운데 틀림없이 조절해 주고 있으며, 신체의 활동, 마음의 고뇌 등을 감지해 세포의 구석구석까지 지시하고 있습니다. 한두 가지의 요소에 반응하고 있는 것은 아닙니다.

오감이 안락한 것은 저기압에 공기가 희박한 곳

어쩐지 하고 느끼고 있겠지만, 자율신경은 현대적으로 말해 자연을 정보로 수집해 지시를 내리고 있습니다. 날씨가 좋을 때는 기분이 상쾌해지고 활동적이 됩니다. 날씨가 나쁘면 기분이 가라앉고 무엇을 해도 짜증이 납니다. 이것은 자율신경인 교감신경과 부교감신경의 변동에서 일어나는 신체의 반응입니다.

자율신경은 기압의 변화에도 영향을 받습니다. 교감신경이 긴장 상태가 되어 쫓기는 듯한 기분이 되면 심호흡을 하는 것이 좋습니다. 그것은 이제 산소는 필요 없다고 하면서 일시적으로 서맥이 되는 상태입니다.

콘크리트로 둘러싸인 세계에서 벗어나 오감으로 안락함을 주는 자연을 찾아 어디로 갈까. 따뜻한 바다나 서늘한 산일 것입니다. 모두 저기압에 공기가 희박한 곳입니다. 며칠 지낼 때는 산소가 적은 쪽이 편안하므로 가루이자와(輕井澤)나 오키나와, 하와이 등이 좋을 것입니다. 따뜻하면 상승기류가 흐르는 저기압의 고지는 공기가 적으므로 졸립니다. 그래서 푹 잠들기 좋기 때문에 산속의 리조트를 찾는 것입니다. 서늘하거나 따뜻한 것만으로 인기가 있는 것은 아닙니다.

좋은 예가 비행기에서의 수면입니다. 비행기 안의 공기는 0.8 기압으로 조절돼 있습니다. 그러므로 비행기를 타면 맥이 적어지며 곧 잠들어 버립니다. 맥을 재어 보면 알겠지만 50 정도가 돼 있습니다.

자율신경과 춘하추동의 사이클

하루 가운데서도 아침부터 서서히 교감신경이 활동하다가 저녁이 되면 부교감신경이 활동합니다. 계절에 따라서도 변화하고 있습니다. 겨울은 추위에 이겨내기 위해 교감신경이 긴장 상태가 되기 쉬우므로 일이 잘됩니다. 여름은 온도도 높고 저기압의 영향도 있어 부교감신경이 우위에 있게 되므로 아무래도 쉬는 편이 좋을 것입니다. 병으로 말하면 부교감신경이 우위에 있는 여름철에 치료합니다. 상처나 대수롭지 않은 통증은 자고 일어나면 낫는 것과 같습니다.

나빠지는 것은 겨울입니다. 하루로 말하면 한낮에 해당합니다. 무아지경에 빠진 채 지나치게 노력을 기울이고 있어, 혈행이 나빠지고 병에 걸리기 쉽습니다. 봄이 찾아오면 여러 가지 불쾌한 증상이 나타나지만, 그것은 몸이 나으려고 하는 증상이 한꺼번에 몰려나오는 것으로 이해할 필요가 있습니다.

그러므로 겨울에 병이 생겼다가 봄이 되면 불쾌한 증상이 나타나고 여름이 되면 낫습니다. 그리고 가을이 되어 스트레스를 받는다는 1년의 흐름이 있는 셈입니다. 주의해야 할 것은 봄이 시작될 무렵, 낫는 증상이 한꺼번에 몰려나오는 괴로운 계절입니다. 나으려는 전조라고 생각해 약을 무리하지 않게 사용해 주십시오. 여름과 밤, 겨울과 한낮이 대응하고 있습니다. 그런 의미에서 여름의 장기 휴가는 자율신경 측면에서 보면 매우 이치에 들어맞는 것입니다.

삼라만상을 감지해 생명을 유지하고 있다

이렇게 설명한 것만으로 알 수 있으리라 생각하지만, 그야말로 자율신경은 삼라만상을 감지해 생명을 유지하는 작용을 조절하고 있습니다. 교감신경과 부교감신경이라는 단순한 메커니즘이지만, 두 가지의 균형이 항상 요동해 정묘한 인간의 메커니즘을 어떻게 해서든 조절하고 있는 것입니다. 이 작용은 자연의 섭리라고 해도 이상하지 않을 정도로 정밀하며, 약으로 어떻게 되는 메커니즘이 아닙니다.

흔히 인간은 소우주라 하기도 하고, 불교에서는 한 사람 한 사람의 인간 속에 대일여래(大日如來: 불교에서 말하는 지혜 그 자체 혹은 지혜의 무한한 활동 – 편집자 주)가 있다고 말하지만, 자율신경의 그 같은 작용에서 보면 지당한 말이라고 생각합니다.

저는 지나치게 무리하든가 지나치게 편안하면 병이 된다고 거듭 말해 왔지만, 바꾸어 말하면 자연의 여러 현상에 따라 요동하는 자율신경을 무시하면 병이 되는 것입니다. 역시 자연이 사납게 날뛸 때도 있지만 평온한 날도 있어 적당한 비율로 순환하고 있는 것처럼, 인간도 건강하게 살아가기 위해서는 신축성이 필요합니다. 활발하게 활동하고 충분히 휴식하는 생활 방식 말입니다. 아무리 자율신경이 대응할 수 있다 하더라도 한계가 있습니다. 어느 한쪽으로 지나치게 기울어 한계선을 넘었을 때 병이 됩니다.

그것을 알아차리는 것은 감성입니다. 인간은 동물이기에 자연과의 접촉이 중요합니다. 그 가운데 자연의 리듬에 따라 요동하고 있는 자율신경의 작용을 느끼는 감성이 생기면 저절로 몸의 한계를 느낄 수 있게 되지 않을까요.

말하자면 약에만 의존하는 사고방식은 자연을 정복하는 사상과 같은 것입니다. 농업으로 말하면 농약을 많이 사용하는 방식과 같은 것이지요.

노래와 춤이 있는
일상생활

노래와 춤은 중노동을 잊게 하는 훌륭한 지혜

인간은 지나치게 현명해 스스로 생활 방식을 잘못되게 해 왔습니다. 생각해 보십시오. 야생동물에게는 선택의 여지가 거의 없습니다. 자기가 살아가는 영역이 정해져 있으며, 위협이 닥치면 그것을 물리치거나 그럴 힘이 없는 동물이라면 위험이 없는 곳을 찾고, 먹이도 다투지 않도록 여기저기에 흩어져 살고 있습니다.

그렇지만 인간은 자유로운 생활 방식이 가능합니다. 능력도 높기 때문에 그대로 버텨 보거나 괴로워해 보거나 또는 조금 방심하면서 신체를 움직이지 않는 등 좋아하는 생활 방식을 고를 자유가 있습니다.

아마도 2만 년 전부터 수천 년 전까지인 조몬 시대의 사람들은 수렵 채집의 세계였으므로 어느 정도 버티더라도 한도를 넘는 잘못은 범하지 않았으리라 생각합니다. 야요이 시대쯤부터 중노동이 시작되지 않았을까요.

그러나 인간은 살아가기 위해 여러 가지 노력을 기울이고 있습니다. 중노동을 잊기 위한 훌륭한 지혜도 있었습니다. 그것이 바로 노래와 춤입니다. 축제도 그 하나입니다. 예능의 기원은 종교적 의식이라고 하지만, 의료 측면에서 보면 기쁨 등 감정의 발산입니다.

감정을 발산하고 온몸의 근육을 사용한다

신체적인 면에서 보면 춤은 모든 근육을 하나도 남김없이 사용하고 있습니다. 춤을 추면 관절 주위의 가느다란 근육까지 무리 없이 움직입니다. 옛날 대중의 많지 않은 오락 가운데 하나는 축제였는데, 기쁨을 표현하고 온몸의 근육을 샅샅이 사용했으므로 최고의 건강법이었습니다.

흥미롭게도 오키나와에서는 무슨 일이 있으면 곧 산신(三線: 일본 현악기의 한 가지—옮긴이 주)을 가지고 나와 노래를 부르고 춤을 춥니다. 일상적으로 이루어지고 있다고 하니 최고의 건강법을 실천하고 있는 것입니다. 1975년 즈음까지 아오모리(靑森)에서도 기쁠 때, 술을 마셨을 때 모두가 일어나 쓰가루(津輕)의 데오도리(手踊)라는 춤을 추었습니다. 낙지처럼 보이기 때문에 통칭 낙

지춤이라 했지만, 얼마 전까지만 하더라도 그런 생활문화가 남아 있었습니다.

그렇지만 어느 사이엔가 사라져 버렸습니다. 도시생활이 침투한 탓이라 생각됩니다. 아와도리(阿波踊), 네부타 마쓰리, 하나가사 온도(花笠音頭) 등 일부는 날짜를 정해 계속하고 있습니다. 인간이 건강하게 살아가기 위해서는 일상생활에 노래와 춤이 필요합니다.

기쁠 때는 점점 더 증폭하기 위해 춤을 추거나 노래를 불렀을 것입니다. 기쁨을 억제하고 있으면 기쁨은 곧 끝나 버립니다. 아마도 축제 때의 소란은 사회 질서 속에서는 너무 위험하다고 우려해 점점 감정을 억제하다가 조심스럽게 기쁨을 표현하게 된 것이리라 생각합니다.

그런 경우가 지금은 지나치게 많습니다. 가족 모두가 기뻐할 기회는 거의 사라져 버린 것은 아닐까요. 하물며 집에 틀어박혀 가만히 있으면 기뻐할 기회 따위는 없어지고 맙니다.

감정을 발산하고 모든 근육을 사용해 심신을 풀기 위해 노래와 춤이 있습니다. 노래하고 춤춘다는 세계는 정신의 안정과 육체의 건강 유지를 위해 필요합니다.

언제나 억압돼 있으면 건강을 해칩니다. 그 위험성을 예측했기 때문에 노래와 춤이 자연 발생적으로 생긴 것은 아닐까요. 노래방이나 디스코장은 심신을 발산하기 위해 등장한 현대의 지혜라고 생각합니다. 현대 생활은 자연의 가혹함과 중노동으로부터 해방되었습니다. 때문에 본래라면 편안하게 살아갈 수 있습니다. 하지만 인간 사이의 경쟁이나 마음의 문제가 해결돼 있지 않습니다. 게다가 일상생활 속에서 노래와 춤이 사라지고 전문가의 분야가 돼 버렸습니다. 그렇기 때문에 누구나 노래를 부르고 춤을 출 수 있는 노래방이나 디스코장을 만들었으리라고 생각합니다.

이치가 아니라 반사와 감성을 중요시한다

말하자면 인간은 머리만, 즉 이성만으로 살아가는 것은 아닙니다. 지식을 늘여 이성으로 승부하는 것은 대뇌피질이지만, 그 안에 있는 대뇌변연계의 세계는 이성이 아니라 반사와 감성의 세계입니다.

추운 곳으로 가면 재채기가 나오거나 몸이 떨리고, 뜨거운 것을 움켜쥐면 앗 하고 놓아 버리는데 그것은 이치를 따지는 세계가 아닙니다. 그런 이치가 아닌 반사와 감성의 세계 또한 경험하고 있습니다.

그러나 그냥 욕망이나 감성이 시키는 대로 살아간다면 질서가 흐트러질 위험성이 있으므로 학습하는 이성에 의해 어느 정도 조정하고 있지만, 지나치게 억누르면 억압을 느끼고 괴로워질 것입니다. 가끔 흥겹게 놀면서 한숨을 돌리면 좋겠지만, 그것이 가능하지 않게 됩니다.

결국 우리 인간은 지식을 쌓아 똑똑해지지만 감성 같은 세계는 진보하고 있지 않습니다. 감성 세계는 누구나 한 사람 한 사람이 태어나서부터 하나하나 모두 새로 시작하지 않으면 몸에 익힐 수 없는 영역입니다. 감성은 기본적으로 지식의 상승과 더불어 길러지는 것이 아니므로, 자연과 접하면서 자연의 섭리를 느끼고 태고의 감성으로 돌아갈 수밖에 없습니다.

인간은 경험으로부터 그 어려움을 싫다고 할 정도로 잘 알고 있으므로, 현대인은 옛날부터 있는 노래와 춤으로 오래된 뇌를 움직여 마음을 발산시키려 하고 있는 것입니다. 복지의 현장이나 마음의 치료에 음악 요법, 예술 요법 등이 이루어지고 있는 것은 바로 그것이 드러난 것입니다. 이성보다도 신체를 움직여 감성을 해방시키고 감성에 호소하려는 것입니다. 움직이는 것조차 귀찮을 때는 목욕을 하거나 탕파로 신체를 따뜻하게 해 주는 것도 좋습니다. 마찬가지로 스스로 할 수 없더라도 예능·예술의 감상도 일상생활로부터 벗어날 수 있으므로 심신의 안락을 얻을 수 있습니다.

물론 자기 자신의 신체를 사용해 감정을 발산시키는 것이 더욱 효과적임은 말할 필요도 없습니다.

최근 모차르트를 들으면 심신이 안락해진다고들 합니다. 그런데 음악의 좋고 나쁨을 이성으로 판단하면 안 됩니다. 감성의 세계이므로 좋아하고 싫어하는 것뿐입니다. 모차르트를 좋아하는 사람이든 유행가를 좋아하는 사람이든 어느 쪽도 무방합니다.

자 연 의 섭 리 에
바 탕 을 둔 생 활 방 식

전체 모습을 파악해 병의 본질을 바라보는 의료

저는 현대의학, 즉 서양의학의 결점을 들어 비판해 왔지만, 모두가 나쁘다는 것은 아닙니다. 서양의학이나 동양의학 모두 각각 결점이 있으며, 뛰어난 점도 있다고 말하고 싶습니다.

되풀이하게 되지만 한방은 약으로 직접 증상을 없애려는 것이 아니라 쓴 약이나 바늘 등으로 자극을 일으킴으로써 신체를 좋은 방향으로 이끌어 가려고 합니다. 말하자면 전인적 의료의 사고방식입니다. 냉기는 만병의 근원이라지만, 무리를 하더라도, 편안해져 있더라도 일어나는 저체온을 '허(虛)' 하나로 종합하는 것에 문제가 있는 것 같습니다. 각각 원인이 다르므로 올바른 조언이 불가능해질 우려가 있습니다.

또 하나 예리함이 떨어지는 것은 서양의학과는 다르게 분석적인 연구를 하고 있지 않기 때문이라고 생각합니다. 아직도 1,000년 이상 전의 문헌에 의존하고 있어서는 어떤 병도 낫게 한다고 말할 수 없을 것입니다.

한편 서양의학은 만성질환에 대한 치료에 문제가 있습니다. 그러나 서양의학이 급성질환 등에 대한 구급 · 구명 의료에서 맡은 역할은 매우 크다고 인정하고 있습니다. 이전이었다면 살릴 수 없었던 목숨을 현대의학 덕택에 많이 살려내고 있습니다. 그러나 암, 교원병, 파킨슨병 등의 난치병을 비롯해 여러 가지 성인병의 치료는 지금 현재 속수무책이라고 해도 좋은 상태입니다. 병의 발증 메커니즘을 알지 못한 채 증상을 강제로 억제하는 치료로는 낫지 않는 것은 당연할 것입니다.

동양의학에 대해서도 말할 수 있는 과제이지만, 정신, 백혈구, 자율신경, 순환 등의 신체를 통합하는 전체 모습을 파악하는 연구를 유전자와 분자, 세포 등의 분석의학적 연구와 같을 정도로 노력을 기울일 필요가 있다고 생각합니다. 그런 흐름 안에서 질병의 본질이 분명하게 보일 것입니다.

의사는 환자가 병에서 낫는 것을 돕고 있을 뿐

저는 그 열쇠를 자율신경에 두고 연구하고 있습니다. 편중된 생활 방식을 고치면 병은 자율신경의 도움으로 인해 나을 수 있지만, 아무래도 의사의 도움이 필요한 환자도 있을 것입니다. 자기

혼자 병과 맞서 싸운다는 것은 불안하기도 할 것이며, 혼란스러움도 있으리라 생각합니다. 그러므로 병을 스스로 고친다는 전제하에 조언하는 의사가 필요합니다. 제 공동 연구자인 후쿠다 미노루(福田稔) 선생이 중심이 돼 개최하고 있는 '자율신경 면역요법' 연구회에서는 동료 의사들이 모여 치유가 어렵다는 암이나 난치병을 어떻게 하면 낫게 할 수 있을까를 임상 사례를 통해 연구하고 있습니다.

'자율신경 면역요법'은 자락(刺絡) 요법(손톱의 자라나기 시작하는 부분 등을 주사바늘로 자극하는 치료법)을 중심으로 하며 환자의 자율신경을 부교감신경 우위로 유도해 림프구를 늘이는 치료법입니다. 게다가 치료뿐 아니라 생활 방식을 고치도록 조언하며, 식생활의 주의나 가벼운 운동 방법까지 환자의 상담에 응하고 있습니다. 질병을 종합적인 노력으로 치료하려는 것입니다. 반년 내지 1~2년 걸리지만 진행 암이 자연히 치료됐다는 보고도 여러 차례 있었습니다. 모두가 낫는 것은 아니지만 환자의 QOL(생활의 질)이 상당히 개선되고 있습니다.

그러나 병을 치료하는 것은 환자 자신입니다. 의사는 그것을 돕고 있는 데 지나지 않습니다.

신체 전체의 종합적인 힘으로 치료하는 스파를 제언

그래서 저는 의료 전반에 걸쳐 다음과 같은 제언을 하고 싶습니다.

지금과 같이 약 등에 의존하는 치료가 아니라 신체 전체로부터 보는 종합적인 힘으로 치료하는 스파·온천 보양 설비의 양생이 미래의 의료를 담당하리라 생각하고 있습니다. 그러기 위해서는 의사가 한두 사람 있으면서 문제가 생길 때 응급 처치나 상담을 할 수 있는 온천 보양 시설이 늘어나야 합니다.

　　그때의 기본은 약에 의존하지 않는 생활 방식입니다. 의사는 스테로이드 등 급격히 줄이면 위험한 약도 있으므로 신체 상태를 살피면서 어떻게 하면 서서히 줄일 수 있는지를 구체적으로 설명할 역량이 있는 사람이 적합할 것입니다.

　　또 하나는 신체를 따뜻하게 하는 여러 가지 생활 지도가 중요합니다. 가장 좋은 것은 근육을 움직여 발열시키는 방법이므로 체조나 요가, 태극권 등의 시설 설치와 코치의 역할이 커집니다. 그렇게까지 할 체력이 없는 사람은 온천에서 신체를 따뜻하게 해 서서히 신체를 움직여 나가도록 하는 것도 필요합니다. 약간 체력이 있는 사람에게 어울리는 스포츠 시설도 있으면 더욱 좋을 것입니다.

　　말하자면 예로부터의 탕치이지만, 온천에 들어갈 뿐만 아니라 정신적으로나 육체적으로 치유하려는 환경 속에서 장기간 머물러 일상생활로부터 벗어나 양생하면서 건강을 회복하는 보양 시설입니다.

'스스로 병을 치료한다'는 의료나 건강에 대한 생각

병을 스스로 치료하려고 생각한다면 이런 방법도 있을 것입니다. 옛날의 탕치장은 의사와 제휴돼 있지 않았지만, 다마가와(玉川) 온천에서는 이미 조언하는 의사와 간호사가 있다고 합니다. 옛날 그대로의 지혜로 병을 상대하는 방법을 알고 있기 때문이 아닐까요. 다마가와 온천은 안심하고 생활할 수 있는 환경입니다. 이런 방법으로 병을 치료하려는 보양 시설이 생기는 시기가 다가오고 있습니다.

한편 뇌졸중, 심근경색 등 급성 질환에 대한 구급·구명 의료를 담당하는 현대의학의 역할은 더욱 높아질 것입니다. 교통사고 등에 의한 부상도 그렇습니다. 그러므로 급성 질환이나 소아 의료, 무의촌을 중심으로 현대 의료가 분명하게 대응할 필요는 있지만, 지금 만성 질환에 관여하고 있는 의사는 미래의 의료로서 건강 시설 쪽에 눈을 돌리는 것이 바람직하다고 생각합니다.

35억 년에 걸쳐 진화한 생명 유지의 메커니즘은 자연의 섭리 그 자체라고 해도 좋을 정도로 정묘합니다. 그 작용에 강제로 개입하려고 하는 의료는 자연을 정복하려는 사상과 같다고 해도 좋을 것입니다. 아무래도 암이나 난치병을 비롯해 성인병이라는 만성 질환은 감성으로 자연의 리듬을 받아들여 생활을 바꾸지 않는 한 참된 치유는 바랄 수 없으리라고 생각합니다.

바로 병은 자기가 치료한다는 의료 및 건강에 대한 생각입니다. 그 양생의 거점이 되는 곳이 의사의 조언을 받을 수 있는 온천 보양 시설입니다. 현대인의 생활 방식을 바라보고 있으면 미래의 의료는 이런 자연의 섭리에 바탕을 두는 생활 방식으로 이어질 수밖에 없다고 생각하게 됩니다.

끝맺는 말

우리는 풍부한 자연 속에서 부드러운 마음으로 지내고 열심히 일하는 것을 미덕으로 여기면서 살아왔습니다. 그러나 의심없는 착실한 생활 방식은 그 방향성이 근본적으로 잘못돼 있을 경우에는 집단적으로 잘못될 위험성을 간직하고 있습니다.

최근 불가사의하게 생각하는 것은 과학의 힘, 약의 힘으로 병을 치료하려는 생각이 일반인에게 널리 퍼져 있는 것입니다. 어린이가 감기나 독감에 걸렸다면 열이 나고 면역의 힘으로 치료하는 것이 당연합니다. 그러나 해열제나 항바이러스제(타미플루Tamiflu 등)를 복용하는 사람이 많습니다. 처방하는 의사도 이런 치료방법에 의문을 품고 고칠 생각을 하는 사람은 아직 적습니다.

밤샘을 하거나 걱정이 있으면 구강염을 일으키거나 위나 장의 점막이 거칠어집니다. 그럴 때 자기 자신의 생활방법을 무시하고 병원으로 달려가는 사람이 있습니다. 거기서 기다리고 있는 것이 소염 진통제, 스테로이드, 면역 억제제 등의 약입니다. 일시적으로 염증이 사라지지만 그 뒤 더 나빠질 수 있습니다.

이처럼 얼핏 보면 과학적인, 그러나 미숙한 사고로 의료 가운데서는 병자가 계속 증가합니다. 우리 인간은 미생물 감염을 때때로 일으킴으로써 면역력이 높아지고 있습니다. 신체의 능력도 단련됨으로써 높아지고 유지됩니다.

나아가 질병의 다수는 편중된 생활 방식, 자율신경의 난조, 백혈구의 과잉 반응으로 일어나고 있습니다.

대증요법의 약을 계속 사용하는 위험을 이해하고, 편중된 생활 방식에 눈을 돌리지 않으면 병의 근본적인 치료는 불가능합니다.

경제적으로도 풍요롭고 안정된 사회 속에서 이제부터 우리는 미숙한 과학만능주의 사상으로부터 벗어나야 할 시기가 되었다고 생각합니다. 신체의 메커니즘과 질병이 생기는 과정을 종합적으로 이해하고 활기차게 생활하면서 천수를 누려 봅시다.

마지막으로 이 책의 편집에 협력해 준 미쓰모리 다다가쓰(光森忠勝) 씨, 가이류샤(海龍社)의 후루카와 에리코(古川繪里子) 씨에게 감사의 뜻을 표합니다.

아보 도오루

암 걱정 없이 살기 위한
50대가 꼭 알아야 할 건강 비법

2008년 2월 15일 1판 1쇄
2021년 5월 1일 개정판 1쇄

지은이 아보 도오루
옮긴이 박인용
펴낸이 김철종

펴낸곳 (주)한언
출판등록 1983년 9월 30일 제1-128호
주소 서울시 종로구 삼일대로 453(경운동) 2층
전화번호 02)701-6911 **팩스번호** 02)701-4449
전자우편 haneon@haneon.com **홈페이지** www.haneon.com

ISBN 978-89-5596-908-5 (03510)

한언의 사명선언문

Since 3rd day of January, 1998

Our Mission — 우리는 새로운 지식을 창출, 전파하여 전 인류가 이를 공유케 함으로써 인류 문화의 발전과 행복에 이바지한다.

— 우리는 끊임없이 학습하는 조직으로서 자신과 조직의 발전을 위해 쉼 없이 노력하며, 궁극적으로는 세계적 콘텐츠 그룹을 지향한다.

— 우리는 정신적·물질적으로 최고 수준의 복지를 실현하기 위해 노력하며, 명실공히 초일류 사원들의 집합체로서 부끄럼 없이 행동한다.

Our Vision 한언은 콘텐츠 기업의 선도적 성공 모델이 된다.

저희 한언인들은 위와 같은 사명을 항상 가슴속에 간직하고
좋은 책을 만들기 위해 최선을 다하고 있습니다.
독자 여러분의 아낌없는 충고와 격려를 부탁드립니다.

· 한언 가족 ·

HanEon's Mission statement

Our Mission — We create and broadcast new knowledge for the advancement and happiness of the whole human race.

— We do our best to improve ourselves and the organization, with the ultimate goal of striving to be the best content group in the world.

— We try to realize the highest quality of welfare system in both mental and physical ways and we behave in a manner that reflects our mission as proud members of HanEon Community.

Our Vision HanEon will be the leading Success Model of the content group.